CHARLOTTE LABOUCHE

101 Plätze,
an denen Sie
SEX
haben sollten, bevor Sie sterben

CHARLOTTE LABOUCHE

101 Plätze,
an denen Sie
SEX
haben sollten, bevor Sie sterben

mvgverlag

Bibliografische Information der Deutschen Nationalbibliothek:

Die Deutsche Nationalbibliothek verzeichnet diese Publikation in der Deutschen Nationalbibliografie.
Detaillierte bibliografische Daten sind im Internet über http://dnb.d-nb.de abrufbar.

Für Fragen und Anregungen:
labouche@mvg-verlag.de

2. Auflage 2013

© 2010 by mvg Verlag, ein Imprint der Münchner Verlagsgruppe GmbH
Nymphenburger Straße 86
D-80636 München
Tel.: 089 651285-0
Fax: 089 652096

Umschlaggestaltung: ZERO Werbeagentur, München
Umschlagabbildung: getty / barneby hall
Layout und Satz: Susanne Kraus, MCP, Holzkirchen
Druck: CPI – Ebner & Spiegel, Ulm
Printed in Germany

ISBN Print 978-3-86882-025-6
ISBN E-Book (PDF) 978-3-86415-130-9
ISBN E-Book (EPUB, Mobi) 978-3-86415-523-9

Weitere Informationen zum Verlag finden Sie unter

www.mvg-verlag.de

Beachten Sie auch unsere weiteren Verlage unter
www.muenchner-verlagsgruppe.de

INHALT

INHALT

SEX AN UNGEWÖHN-LICHEN ORTEN

Keine Frage: Natürlich können Sie zu Hause in Ihrem Bett den besten Sex Ihres Lebens haben – und das immer wieder. Das Bett bietet dafür eine ganze Reihe Vorteile: Es ist weich und bequem, so vertraut, dass Sie sich völlig entspannen können, und Sie haben alles in der Nähe, was das Leben angenehmer macht, vom Kühlschrank bis hin zu einer erfrischenden Dusche.

Dennoch lohnt es sich, gelegentlich auch einmal über die Bettkante hinauszuschauen. Denn nur weil das Bett vielleicht der beste Ort für Sex ist, bedeutet das noch lange nicht, dass es nicht noch viele weitere Orte gäbe, die ein außergewöhnliches erotisches Erlebnis bieten.

Sex an ungewöhnlichen Orten lockt mit einer ganzen Reihe von Reizen, vom Abenteuer, einmal etwas Neues auszuprobieren, bis hin zur Möglichkeit, der Partnerschaft mit frischen Impulsen wieder neues Leben einzuhauchen. In fremder Umgebung arbeiten alle Sinne schärfer, sodass auch jede erregende Berührung intensiver wahrgenommen wird. Und gleichzeitig sorgt an vielen Plätzen allein schon der Gedanke, dass Sie vielleicht ertappt werden könnten, für zusätzliche Spannung. Lassen Sie sich also überraschen, an welchen Orten Sie außerhalb des Betts noch unbedingt einmal Sex haben sollten.

LASSEN SIE SICH VERFÜHREN

Heißer Sex passiert zum großen Teil im Kopf. Daher verrate ich Ihnen bei jeder Location, was daran so besonders ist, dass sie die Aufnahme in diese sexy Liste geschafft hat. Denken Sie ruhig auch selbst darüber nach, was Sie an den einzelnen Orten besonders erregend finden – ich garantiere Ihnen, dass Ihre Lust allein schon dadurch geweckt wird.

Dieses Buch soll vor allem eines bewirken: Es soll Ihnen Lust machen, mit spielerischer Freude erotische Abenteuer zu erleben und sich dazu verführen zu lassen, neue Seiten Ihrer Sexualität kennenzulernen. Es wird viel Abwechslung in Ihr Liebesleben bringen, wenn Sie sich auf Entdeckungsreise begeben und sich nicht nur beim Lesen vergnügen, sondern die Vorschläge auch in die Tat umsetzen. Dafür ist es nicht einmal nötig, dass Sie sich durch die gesamte Liste arbeiten – suchen Sie sich einfach die Plätze heraus, die Ihnen am besten gefallen und die in Ihrer Reichweite liegen. Wenn Sie später Lust auf mehr bekommen, können Sie immer noch auf die übrigen Locations zurückgreifen.

Damit Sie den Sex noch mehr genießen können, finden Sie zu jedem Platz Tipps und Vorschläge, wie der Sex dort noch genussvoller wird – und worauf Sie achten sollten, um nicht dabei gestört zu werden. Dabei liegt es ganz in Ihrer Hand, wie weit Sie beim Sex wirklich gehen wollen: Schließlich ist nicht unbedingt Geschlechtsverkehr nötig, um einen tollen Orgasmus zu haben, und manchmal ist es sogar am schönsten, sich an einem besonderen Platz nur in Stimmung zu bringen und die Lust dann im bequemen Bett auszuleben. Setzen Sie sich also bloß nicht unter Druck, an jedem Platz auch bis zum Äußersten zu gehen – solche Erwartungen bremsen die Lust nur wieder aus und rauben Ihnen viel von dem Spaß, den gerade auch ein langsames Herantasten an die Sache bringen kann.

Frauen haben bei manuellem und oralem Sex einen großen Vorteil: Sie können unbesorgt zum Orgasmus kommen, während Männer sich besser vorher überlegen sollten, wie sie verräterische Spermaflecken vermeiden können. Dafür müssen Männer für einen heißen Quickie eigentlich nur die Hose öffnen, während Frauen schon vorher daran denken sollten, einen Rock anzuziehen. Gehen Sie daher auch ruhig im Kopf schon vorher einmal durch, was Sie an Ihrem Zielort vorhaben, um rundum gut vorbereitet zu sein – und weil es auch schon die Lust auf das weckt, was später kommen wird.

ABENTEUER ODER RISIKO?

Wenn Sie ein gewisses Risiko nicht interessant fänden, würden Sie dieses Buch vermutlich nicht in den Händen halten. Aber obwohl es sehr spannend ist, mit dem Risiko des Erwischtwerdens zu spielen, ist der Sex doch nur dann wirklich erfüllend, wenn es weder zu peinlichen Unterbrechungen noch zu einem unangenehmen Nachspiel kommt. Wer sich beim Sex in der Öffentlichkeit erwischen lässt, dem droht immerhin eine Anzeige wegen Erregung öffentlichen Ärgernisses oder Exhibitionismus, und auch in den meisten Urlaubsländern wird ein solch unbedachtes Vergnügen strafrechtlich verfolgt.

Achten Sie deshalb stets auf genügend Sichtschutz und bleiben Sie möglichst leise, um keine unerwünschte Aufmerksamkeit auf sich zu ziehen. Zusätzlich ist es günstig, wenn Sie darauf achten, dass auf den ersten Blick nicht allzu leicht zu erkennen ist, was Sie gerade tun, und stets eine Decke oder Ähnliches griffbereit haben, um sich neugierigen Blicken schnell zu entziehen. Schließlich ist es verständlich, wenn nicht jeder ungewollte Zuschauer auf Ihren erotischen Genuss genauso erfreut reagiert wie Sie, und besonders Kindern sollten Sie überraschende Einblicke grundsätzlich ersparen. Sie werden jedoch feststellen, dass genau diese Heimlichkeit auch einen großen Reiz mit sich bringt und Sie den Sex an ungewöhnlichen Orten noch intensiver erleben lässt.

101 x UNVERGESSLICHER SEX

Auf den folgenden Seiten finden Sie 101 Orte und Gelegenheiten, die den Sex noch aufregender machen. Ob unter freiem Himmel oder in verborgenen Winkeln, ganz romantisch oder abenteuerlich riskant – hier gibt es für jeden Geschmack die passende Location. Der Reiz dieser Plätze entsteht durch ganz unterschiedliche Faktoren: Durch ihre besondere Atmosphäre, die speziellen Möglichkeiten, die sie bieten, oder auch ganz einfach durch die Gefahr, erwischt zu werden. Eines haben sie aber alle gemeinsam – sie machen den Sex zu etwas Besonderem, und Sie sollten sie unbedingt wenigstens einmal im Leben ausprobieren.

An unvergesslichen Sex erinnern Sie sich auch ohne Gedächtnisstütze – aber nicht unbedingt an die Öffnungszeiten Ihrer Lieblings-Location oder die Lage von Überwachungskameras. Vielleicht wollen Sie auch den Überblick darüber behalten, wann Sie einen Ort zum ersten Mal eingeweiht haben. Daher bieten Ihnen die folgenden Seiten genügend Platz für Notizen und Kommentare. So können Sie außerdem festhalten, welche Plätze unbedingt eine Wiederholung wert sind und im Laufe der Zeit Ihren ganz persönlichen Atlas der Erotik gestalten.

Für Naturfreunde ist die Waldlichtung einer der schönsten Orte für genussvollen Sex: Bäume und Büsche schützen vor neugierigen Blicken, und gleichzeitig erreicht genügend Sonne den Waldboden, um es angenehm warm und trocken zu haben. Auch wer den Wald sonst nur vom Autofenster aus kennt, sollte sich dieses »Zurück zur Natur«-Feeling wenigstens ein Mal im Leben gönnen, weil es kaum etwas Erdenderes gibt, als sich beim Duft von Moos und Kiefernnadeln mit Vogelgezwitscher als Untermalung zu lieben.

Entscheidend dafür ist allerdings die Wahl der richtigen Waldlichtung: Sie sollte abseits von Wander- und Forstwegen liegen und auch nicht von einem Hochsitz bewacht werden.

Da Geräusche im Wald weit tragen, sollten Sie auch bei scheinbarer Einsamkeit auf allzu laute Brunftschreie verzichten – sie könnten besorgte Spaziergänger oder neugierige Waldarbeiter zu Ihnen führen. Horchen Sie außerdem schon vorher, aber auch noch beim Sex auf verräterische Geräusche, um rechtzeitig zu bemerken, wenn doch jemand in Ihre Nähe kommt.

Auf einer

WALD-
LICHTUNG

BITTE BEACHTEN:

Vermeiden Sie die Jagdzeit, wenn jedes Rascheln im Gebüsch einen Jäger mit geladenem Gewehr anlocken könnte.

EROTIK-FAKTOR:

Ganz ungezwungen zwischen Farnen und Moos die naturverbundene Seite in sich entdecken.

NOTIZEN:

_____

_____

_____

_____

Sex, drugs and rock'n'roll – auch wenn das Motto von den meisten Fans nicht allzu wörtlich genommen wird, sind Rock-Festivals eine Top-Location für spontanen Sex. Laute Musik, verschwitzte Körper, genügend Alkohol und die allgemeine Ausgelassenheit lassen die Hemmungen sinken und schnell ein Woodstock-Feeling entstehen, das eine tolle Voraussetzung für heißen Sex ist. Es muss aber nicht unbedingt Rockmusik sein – nahezu jede Musik sorgt für die richtige Stimmung, wenn das Festival nur über mehrere Tage geht und genügend Menschen anzieht.

Beim Festival haben Sie zahlreiche Möglichkeiten, zur Sache zu kommen. Ganz Wagemutige nutzen schon das Gedränge in der Menschenmenge, um zumindest mit einer Hand unter der Kleidung des Partners zu verschwinden. Wer auf Nummer sicher gehen will, verschwindet dagegen in seinem Zelt – die Musik können Sie dort schließlich auch noch hören, aber Außenstehende bekommen nicht so leicht mit, was in seinem Inneren vor sich geht. Spannender ist es, sich eine abgeschiedene Ecke zu suchen, die gerade genügend Deckung für einen Quickie bietet.

Beim

OPEN-AIR-
FESTIVAL

BITTE BEACHTEN:

Bleiben Sie außer Sichtweite der Bühne: Dort stehen oft
Kameras, die die Reaktionen des Publikums einfangen – und
Sie wollen sich ja nicht plötzlich auf der Großleinwand wieder-
finden.

EROTIK-FAKTOR:

Zu jung für Woodstock? Kein Problem, tollen Sex können Sie
auch heute noch bei jedem Festival haben.

NOTIZEN:

_____

_____

_____

_____

_____

Viele Paare lernen sich im Büro kennen und lieben – zur Krönung dessen fehlt eigentlich nur, dass sie auch mindestens ein Mal dort Sex haben. Am einfachsten ist es, wenn Sie ein Büro für sich alleine haben: Machen Sie Mittagspause und schließen Sie sich zu zweit dort ein (wenn Sie möchten, natürlich auch nach Feierabend). Für alle anderen sind die Teeküche oder die Abstellkammer ein guter Tipp, denn auch hier können Sie relativ unauffällig hinter einer verschlossenen Tür verschwinden. Besonders heiß ist der Sex allerdings direkt auf dem Schreibtisch oder dem Bürosessel – da lohnt es sich, doch mal wieder Überstunden zu machen und sich vom Partner oder der Partnerin dabei besuchen zu lassen.

Falls Sie das Risiko lieben – und die Kündigung sowieso schon unterschrieben haben –, gibt es einen Platz, der alle anderen im Büro toppt: den Schreibtisch des Chefs. Hier ist es allerdings noch wichtiger als an allen übrigen Orten, dass Sie alle Spuren beseitigen und sich nicht erwischen lassen. Zumindest solange der Chef noch Ihr Arbeitszeugnis unterschreiben muss.

Im
BÜRO

BITTE BEACHTEN:

Gefahr droht im Büro nicht nur von den Kollegen, sondern auch von der Putzfrau und vom Sicherheitsdienst – ihr Auftauchen ist oft noch schwerer vorherzusagen.

EROTIK-FAKTOR:

Sich endlich mal richtig für den Stress am Arbeitsplatz belohnen.

NOTIZEN:

_____

_____

_____

_____

_____

Ein Klassiker unter den Plätzen für außerhäuslichen Sex ist das Kino. Falls Sie dort bisher nur geknutscht oder Händchen gehalten haben, ist es höchste Zeit, einmal mehr auszuprobieren. Natürlich nicht gerade, wenn Sie mit den Kindern im Kino sind, sondern am besten in der Spätvorstellung, wenn der Saal nicht zu voll und das Publikum ganz vom Geschehen auf der Leinwand gebannt ist.

Wie weit Sie im Kino gehen, hängt nicht nur von Ihrem Mut, sondern auch von der Wahl des Sitzplatzes, den Sitznachbarn und nicht zuletzt vom Film ab. Laute Action-Filme übertönen zwar verräterische Geräusche, aber Explosionen und schnelle Schnitte sorgen dafür, dass es immer wieder unerwartet hell im Saal wird. Und romantische Streifen sorgen zwar für die richtige Stimmung, aber gelangweilte, von ihren Frauen ins Kino geschleppte Männer könnten Sie schnell als neue Hauptattraktion ausmachen. Mein Favorit sind fesselnde, düstere Thriller: Während alle anderen mit Gänsehaut auf den Armen die Leinwand anstarren, sorgen Sie unbemerkt für Prickeln in intimeren Körperbereichen.

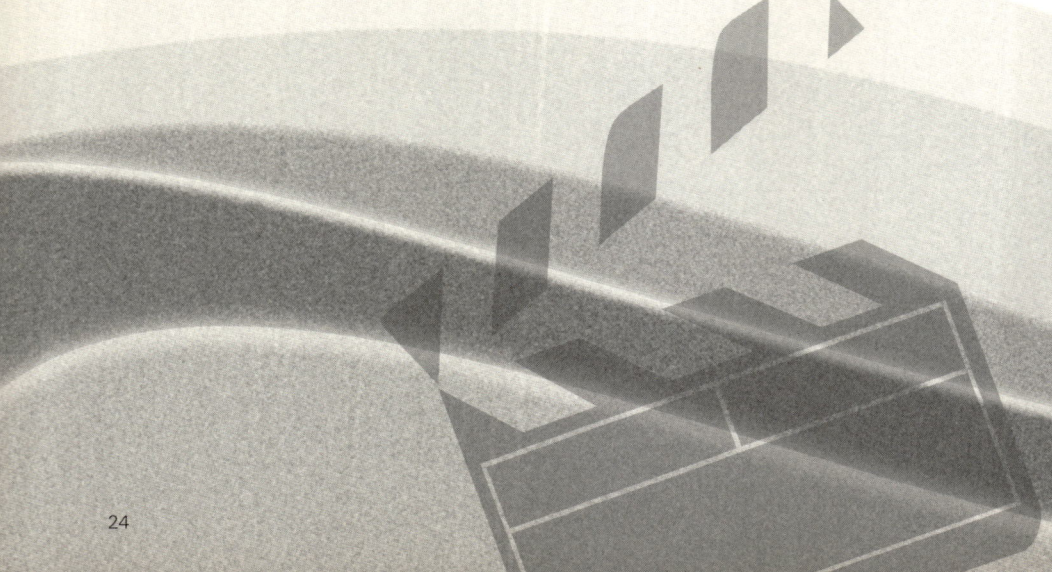

Im
KINO

BITTE BEACHTEN:

Stellen Sie Cola und Popcorn rechtzeitig außer Reichweite, um sich nicht mit klebrigem Puffmais zu panieren.

EROTIK-FAKTOR:

Nur durch die Dunkelheit und die hoffentlich spannende Handlung auf der Leinwand geschützt das verwirklichen, was man als Teenager nicht gewagt hat.

NOTIZEN:

_____

_____

_____

_____

_____

Feiner weißer Sand und das Rauschen der Wellen wecken bei vielen Menschen erotische Gedanken – aber Sex am Strand wird nur mit der richtigen Vorbereitung ein voller Erfolg. Auch wenn sich der Sand auf trockener Haut noch so weich anfühlt, wird er beim Kontakt mit feuchten Genitalien zu einem lästigen Hindernis, das sich ungefähr so sexy anfühlt wie grobes Schleifpapier. Selbst in den Wellen sind Sie vor aufgewirbeltem Sand nicht sicher, während das Salzwasser die Haut zusätzlich reizen kann.

Wichtigste Voraussetzung für den Sex am Sandstrand oder in den Dünen ist deshalb ein großes Handtuch als Unterlage – und ein zweites, um sich schnell zu verstecken, wenn Spaziergänger, Strandläufer oder Segelflieger auftauchen. Ideal sind außerdem Plätze mit nassem, festem Sand, die das Wasser gerade nicht erreicht.

Praktisch ist hier ein Strandkorb, der Sie nicht nur vor direktem Sandkontakt, sondern auch vor neugierigen Blicken schützt – zumindest aus einer Richtung. Und besonders vorsichtig müssen Sie in vielen südlichen Ferienländern sein, wo solche Strandaktivitäten absolut nicht toleriert werden.

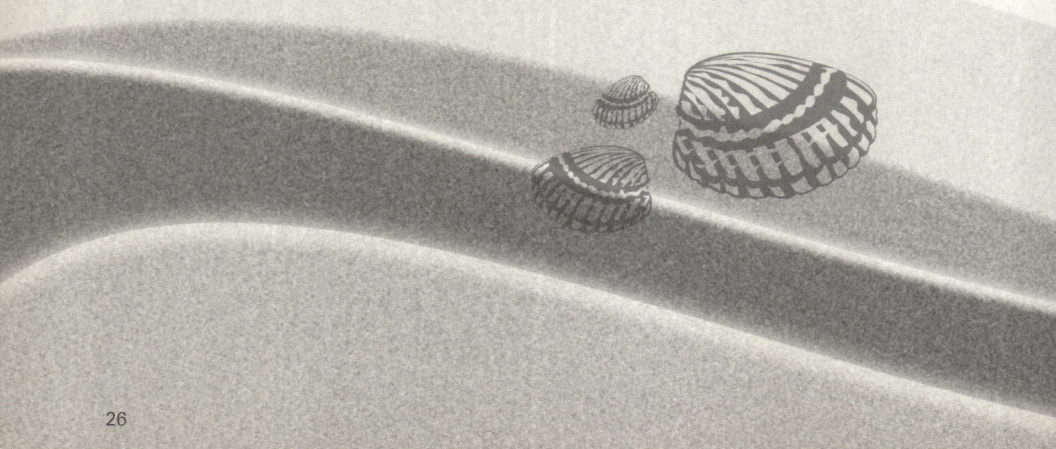

Am
SANDSTRAND

BITTE BEACHTEN:

Nehmen Sie einen Sonnenschirm oder genügend Sonnen-
creme für eine Ganzkörpermassage mit – ein Sonnenbrand
auf dem Po ist nicht sehr sexy.

EROTIK-FAKTOR:

Nicht umsonst eine beliebte Location für Erotikfilme: Das Glit-
zern des Sonnenlichts, sanft rollende Wellen und die Gischt
auf dem Wasser wecken einfach sinnliche Fantasien.

NOTIZEN:

_____

_____

_____

_____

_____

Ob vor dem offenen Kamin oder an einer Feuerstelle im Freien: Sex im flackern-
den Schein eines Feuers ist unvergleichlich. Zusammen mit der Hitze der Flammen
und dem rauchigen Geruch weckt es archaische Sinne, die Sie den Sex noch intensiver
erleben lassen.

Wer romantisch oder eher vorsichtig veranlagt ist, bettet sich auf eine flauschige
Decke oder ein weiches Fell vor den offenen Kamin und verwöhnt sich mit Champagner, Massageölen und ausgiebigen Streicheleinheiten. Verwegener ist der Sex in
freier Wildbahn, wo Sie sicher sein sollten, dass weder neugierige Nachbarn (bei einer
Feuerstelle im eigenen Garten) noch unerwartete Nachtwanderer einen Blick auf Sie
werfen können. Weit entfernt von Lagerfeuer-Romantik können Sie dann ausgiebig Ihre
animalischen Seiten entdecken – zum Beispiel in Stellungen, in denen er von hinten in
sie eindringt.

In beiden Fällen haben Sie viel Bewegungsfreiheit, weil Sie auf dem Boden liegen, und
normalerweise auch viel Zeit – hier können Sie so lange beim Liebesspiel bleiben, bis
das Feuerholz oder einem von Ihnen die Puste ausgeht.

Am
OFFENEN
FEUER

BITTE BEACHTEN:

Das Feuer soll die Leidenschaft anfachen, aber keinen Flä-
chenbrand: Bei Waldbrandgefahr lieber im offenen Kamin
zündeln!

EROTIK-FAKTOR:

Im Feuerschein sehen nackte Körper einfach sexy aus – diese
Location ist schon seit der Steinzeit heiß.

NOTIZEN:

_____

_____

_____

_____

_____

Die Dusche gehört zu den Klassikern unter den Sex-Locations. Oft ist es aber eine Frage der Technik, ob daraus ein unvergleichlich heißes oder ein eher ernüchterndes Erlebnis wird.

Unter der Dusche ist Sex im Stehen angesagt – und zwar am besten von hinten. Wenn sie sich mit den Händen an der Wand abstützt und eventuell noch ein Bein auf den Wannenrand stellt, sodass er von hinten in sie eindringen kann, sind die meisten Dusch-Unfälle schon mal ausgeschlossen. Gleichzeitig hat so immer mindestens einer eine Hand frei, um den Wasserstrahl besser auszurichten oder die Temperatur anzupassen, ohne dass es wirklich zu einer Unterbrechung kommt.

Einander zugewandt ist der Koitus deutlich schwieriger und anstrengender – und deshalb oft weniger befriedigend. Wer dem Partner lieber in die Augen schaut, der sollte sich besser gegenseitig mit Küssen, schaumigen Streicheleinheiten oder oral zum Orgasmus bringen. Letzteres wird durch ein gefaltetes Handtuch unter den Knien deutlich bequemer – solange Sie noch eines zum Abtrocknen haben, ist das die Sache auf jeden Fall wert.

Unter der
DUSCHE

BITTE BEACHTEN:

Was in Filmen so sexy aussieht, kann in der Realität an vielen Details scheitern, von kalten Fliesen über Armaturen, die sich im falschen Moment in den Rücken bohren.

EROTIK-FAKTOR:

Heißes Wasser und glitschiger Seifenschaum machen alle Berührungen noch erotischer.

NOTIZEN:

_____

_____

_____

_____

_____

6

7

8

9

10

11

12

Zugegeben, Sex bei Minusgraden ist eine Herausforderung der besonderen Art, aber gerade deshalb sehr spannend. Und um sich aufzuwärmen, gibt es schließlich nichts Besseres als den direkten Hautkontakt zwischen nackten Körpern. Allerdings empfehle ich selbst Hartgesottenen einen Doppel-Thermoschlafsack in Größe XXL – so haben Sie gerade eben genügend Bewegungsfreiheit und müssen trotzdem nicht befürchten, im Eifer des Gefechts auf den eisigen Boden zu rollen.

Falls der mitteleuropäische Winter mal wieder mager ausfällt und Sie auch keine tief verschneiten Berge in der Nähe haben, empfiehlt sich für dieses Erlebnis eine Winterreise nach Skandinavien oder in die Alpen – dort finden Sie auch Experten, die Ihnen zeigen, wie ein wirklich einsturzsicherer Iglu gebaut wird. Wer etwas luxuriöser lieben möchte, kann als Alternative auch eine Nacht im Eishotel buchen. Märchenhafter als zwischen großen Fellen in einem kunstvoll gestalteten Zimmer kann der Sex kaum sein – und schlafen können Sie ja auch in anderen Nächten noch.

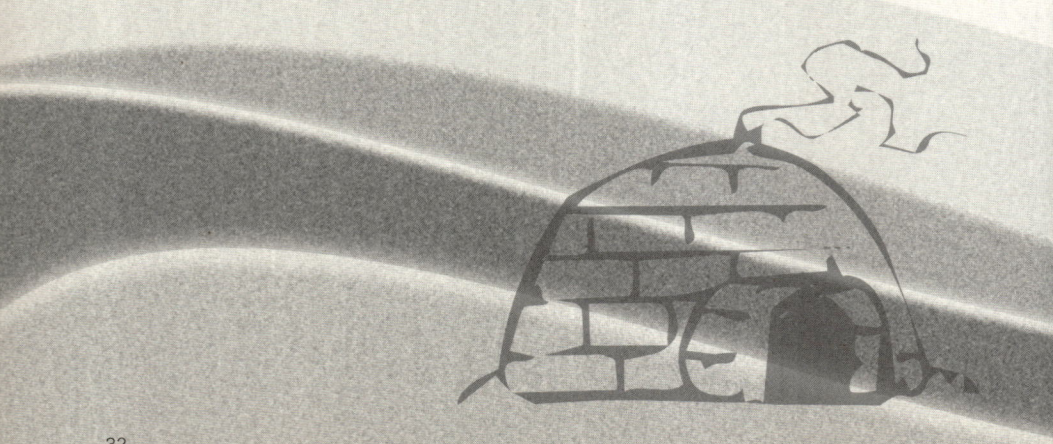

Im
IGLU

BITTE BEACHTEN:

Sorgen Sie dafür, dass der Iglu eine glatt gerundete Decke hat, dann laufen Tauwassertropfen, die durch Ihre heißen Aktivitäten entstehen, einfach an den Wänden ab.

EROTIK-FAKTOR:

Hier können Sie zeigen, wie heiß Sie wirklich aufeinander sind.

NOTIZEN:

_____

_____

_____

_____

_____

Von Wien bis Berlin gibt es in den meisten größeren Städten, aber auch auf dem Land die Möglichkeit, eine Kutsche zu mieten. Voraussetzung ist natürlich, dass Sie die Kutsche ganz für sich haben – abgesehen vom Kutscher, der sich hoffentlich ganz auf seinen Job konzentriert.

Je nach Bauart der Kutsche haben Sie dann viele Möglichkeiten: Obwohl ein Koitus eigentlich nur in einer geschlossenen Kutsche empfehlenswert ist, lässt sich auch unter einer großen, über den Schoß gelegten Decke einiges miteinander anfangen. Wagemutige können mit ihrer Hilfe sogar versuchen, dass sie sich – nur mit einem Rock bekleidet – so auf seinen Schoß setzt, dass er in sie eindringen kann. Dann brauchen Sie allerdings genügend Selbstbeherrschung, um sich weder durch Laute noch durch Grimassen oder allzu heftige Bewegungen zu verraten. Wenn die Kutsche gut gefedert ist, sollten Sie in einem solchen Fall ruhig einen kleinen Weg über Kopfstein-gepflasterte Straßen unternehmen.

In einer

KUTSCHE

BITTE BEACHTEN:

Geben Sie dem Kutscher gleich beim Losfahren ein Trinkgeld mit der Bitte, Sie NICHT auf irgendwelche Sehenswürdigkeiten hinzuweisen.

EROTIK-FAKTOR:

Eine romantische Kutschfahrt zu zweit in ein erotisches Abenteuer verwandeln.

NOTIZEN:

_____

_____

_____

_____

_____

Schwüle Hitze, der Duft von Moos und Erde und das Gefühl, in einem eigenen kleinen Mikrokosmos zu sein – all das kann Ihnen ein Gewächshaus bieten. Natürlich keines von den Modellen in Kleiderschrankgröße, in denen Ihre Nachbarn Tomaten ziehen, sondern ein möglichst altmodisches mit verwinkelten Ecken, sofern Sie sich nicht mit einer schnellen Nummer im Stehen begnügen wollen. Diese finden sich am häufigsten im Garten englischer Landhäuser und alter Villen, aber auch in botanischen Gärten – und vielleicht gibt es ja auch eine kaum besuchte oder nachts nicht verschlossene Gärtnerei in Ihrer Nähe.

Bringen Sie eine Decke als Unterlage und Getränke zur Erfrischung mit, und hüten Sie sich davor, herumstehende Pflanzen zu beschädigen – der Gärtner verzeiht Ihnen vielleicht die Entweihung seines Gewächshauses, aber sicher keinen Lustmord an seinen grünen Lieblingen. Auch aus diesem Grund sind Sie auf dem Boden wesentlich besser aufgehoben als auf den Pflanzentischen – vor allem aber, weil Letztere oft nicht sehr stabil, dafür aber enorm unbequem sind.

Im
GEWÄCHS-
HAUS

BITTE BEACHTEN:

Machen Sie einen Bogen um schmierige Algen- und Moosbe-
läge auf Tischen und Wegen, die Flecken bekommen Sie nie
wieder aus Ihrem sexy Outfit.

EROTIK-FAKTOR:

Schwüle Hitze ist zwar ganz schön schweißtreibend, aber
auch unheimlich sinnlich.

NOTIZEN:

_____

_____

_____

_____

Auch ohne Orgie oder Gruppensex ist ein Mehrbettenlager – zum Beispiel auf der Berghütte oder in der Jugendherberge – als sexy Location nicht zu verachten: Schließlich gibt es kaum etwas Spannenderes, als möglicherweise beim Sex belauscht oder erwischt zu werden. Im Schutz der Dunkelheit können Sie nie ganz sicher sein, ob wirklich alle schlafen oder vielleicht doch nur so tun – während heimliche Lauscher zum Glück meist nicht genau erkennen können, woher die verdächtigen Geräusche kommen ...

Um Skandale zu vermeiden, ist Lautlosigkeit trotzdem oberste Pflicht. Da auch ständige Bewegungen einigen Lärm verursachen, ist hier Ihr Einfallsreichtum gefragt – statt eine schnelle Nummer zu schieben, sollten die gegenseitigen Berührungen langsam und genussvoll sein.

Über schnarchende Zeitgenossen können Sie sich hier übrigens endlich einmal freuen: Die Geräuschkulisse wird Ihre Aktivitäten hervorragend tarnen, sodass Sie nur noch aufpassen müssen, ob auch kein anderer Mitschläfer vom Schnarchkonzert aus dem Schlaf gerissen wird.

Im
MEHRBETTEN-
LAGER

BITTE BEACHTEN:

Bei zweideutigen Anspielungen am nächsten Morgen
unbedingt cool die Ahnungslosen spielen – schließlich weiß
niemand etwas Genaues.

EROTIK-FAKTOR:

Gaaanz leise und gaaanz heimlich sind alle Berührungen noch
mal so intensiv.

NOTIZEN:

_____

_____

_____

_____

_____

Wer allen Stationen des großen Verführers folgen wollte, müsste dabei durch halb Europa reisen. Mit einer Stadt ist Casanovas Ruhm jedoch auf besondere Weise verbunden: mit seiner Geburtsstadt Venedig. Und hier ist es auch am schönsten, auf seinen Spuren zu wandeln. Der Charme der Stadt bietet die ideale Atmosphäre für erotische Abenteuer im Stil Casanovas – vor allem im berühmten Karneval.

Widmen Sie Ihren Aufenthalt in der Stadt ganz der Kunst der Verführung: Während Sie entlang der Paläste spazieren, in einer Gondel durch die Kanäle schaukeln oder in malerischen Cafes einkehren, steuern Sie mit Galanterie, Komplimenten und heimlichen Berührungen stetig auf das Ziel Ihrer Wünsche hin, dem Sie sich dann in einem hübschen Hotel oder in einer engen Gasse genussvoll hingeben – wobei Casanova sicher ausgiebige Liebesspiele in einem bequemen Bett vorgezogen hätte. Aber ein Quickie in einer verschwiegenen Ecke kann ja durchaus ein heißer Auftakt zu einer ausgedehnten Liebesnacht im Hotelzimmer sein.

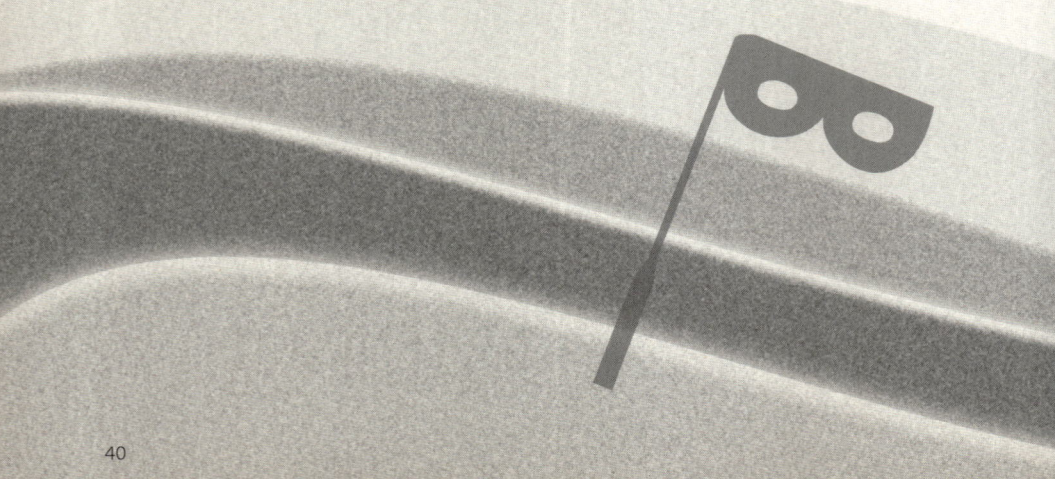

Auf
CASANOVAS
SPUREN

11

12

13

14

15

16

17

BITTE BEACHTEN:

Auch heute noch werden Sie wie Casanova für unmoralisches
Verhalten eingesperrt, wenn Sie sich beim Sex in der Öffentlichkeit erwischen lassen.

EROTIK-FAKTOR:

Den berühmten Verführer vielleicht nicht in der Anzahl der
Partner, aber in der Leidenschaft beim Liebesspiel übertreffen.

NOTIZEN:

_____

_____

_____

_____

_____

Wer möchte nicht gerne einmal wie ein Star von einem Chauffeur durch die Stadt gefahren werden – und zwar am besten in einer Stretchlimousine, in der man nicht nur viel Platz, sondern auch allen möglichen Luxus von der Bar bis zum Multimedia-Center zur Verfügung hat?

Der Spaß ist zwar nicht ganz billig, aber das Vergnügen auf jeden Fall wert. Während Sie gemächlich durch belebte Straßen gefahren werden, können Sie sich hinter abgedunkelten Scheiben ganz ungestört dem Sex hingeben, denn in einer richtigen Limo ist der Fahrerraum zuverlässig abgetrennt, und der Chauffeur immun gegen rhythmisches Schaukeln. Alle verdächtigen Geräusche übertönen Sie einfach mit Ihrem Lieblingssound.

Das Fahrtziel wird Ihnen bei einer solchen Liebesfahrt zwar eher egal sein, aber es lohnt sich trotzdem, die Route im Voraus zu planen: Stop-and-go auf der Ausfallstraße ist wesentlich weniger erotisch, als sanft an flanierenden Spaziergängern und voll besetzten Straßencafés vorbei zum Orgasmus zu schaukeln und Ihre Lieblingsstraßen mit aufregenden Erinnerungen zu verknüpfen.

In einer

STRETCH-
LIMOUSINE

BITTE BEACHTEN:

Bestehen Sie auf einem sanften Fahrstil – scharfe Kurven
oder schnelle Tempowechsel könnten Sie unversehens aus
dem Sitz werfen.

EROTIK-FAKTOR:

Mit Glanz und Glamour unbemerkt im Herzen der Stadt Sex
haben.

NOTIZEN:

_____

_____

_____

_____

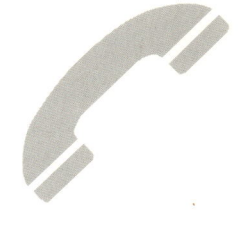

Die Telefonzelle gehört zu den Klassikern für schnellen, ungeplanten Sex unterwegs. Sie bietet guten Schutz vor Wind und Regen, und sogar winterliche Kälte lässt sich in der kleinen Kabine leichter ertragen. Schade ist nur, dass es immer schwieriger wird, eine richtige Telefonzelle zu finden: Oft gibt es nur noch frei stehende Telefone, die beim Sex höchstens zum Anlehnen nützlich sind. In den guten alten Telefonzellen dagegen ist der Telefonbuchhalter eine gute Stehhilfe, auf der sie sich mit dem Po abstützen kann.

Ein kleiner Nachteil ist natürlich, dass die Wände der Telefonzelle nahezu vollständig aus Glas bestehen – jeder Passant hat hier den vollen Einblick. Nur im Winter könnten Sie hoffen, dass die Scheiben schnell genug beschlagen, um Sie neugierigen Blicken zu entziehen. Suchen Sie sich deshalb eine möglichst abgelegene Telefonzelle. Günstig ist auch, wenn Sie Passanten schon von Weitem sehen können, sodass Sie nicht völlig in flagranti erwischt werden können.

In der

TELEFONZELLE

BITTE BEACHTEN:

Bloß nicht aus Versehen den Notrufhebel oder -knopf aktivie-
ren, sonst haben Sie plötzlich jemanden, der mithört.

EROTIK-FAKTOR:

Schnell, spontan und riskant – einer der besten Plätze für
einen Quickie.

NOTIZEN:

_____

_____

_____

_____

_____

Wer auch nur den Hauch einer romantischen Ader hat, der sollte wenigstens ein Mal in seinem Leben die Stadt der Liebe besuchen – und dort mit Blick auf den Eiffelturm Sex haben. Verwandeln Sie in einer lauen Sommernacht den Balkon Ihres Hotelzimmers in ein Liebesnest. Noch aufregender ist es, wenn Sie bewaffnet mit einer Flasche Champagner das Hausdach für sich erobern und sich über den Dächern von Paris der Liebe hingeben.

Der ultimative Platz für heißen Sex wäre natürlich auf dem Eiffelturm selbst, aber wegen der vielen Besucher müssten Sie hier schon viel Glück haben, um einen unbeobachteten Winkel für einen Quickie zu finden. Vielleicht machen Sie aber einfach einen romantischen Ausflug in den Abendstunden auf den Eiffelturm, um den Abend dann mit heißem Sex im sicheren Hotelzimmer ausklingen zu lassen. Vermeiden Sie auf jeden Fall Wochenenden und Feiertage, wenn der Eiffelturm noch überlaufener ist als sonst. Und vergessen Sie auf keinen Fall, ein kitschiges Eiffelturm-Souvenir zu kaufen, das Sie insgeheim immer an Ihre erotischen Abenteuer erinnern wird!

Rund um den

EIFFELTURM

BITTE BEACHTEN:

Denken Sie auch an den kulinarischen Genuss: Beispielsweise
vor dem Sex Champagner und Erdbeeren, und danach zur
Stärkung Wein, Baguette und französische Leckereien.

EROTIK-FAKTOR:

An Romantik kaum zu übertreffen: Sinnlicher Sex in der Stadt
der Liebe.

NOTIZEN:

_____

_____

_____

_____

_____

Sie oder Ihr Partner sind ein fanatischer Fußballfan? Dann können Sie dem Spiel für die Zukunft einen ganz neuen Reiz verleihen: mit erotischen Eskapaden auf dem Fußballplatz. Von der Mittellinie bis ins Tor können Sie dort viele interessante Spielzüge ausprobieren. Vielleicht nicht unbedingt auf dem heimischen Fußballplatz, wo Sie vom Platzwart bis zum Ersatztorwart jeder kennt – aber ein kleines Auswärtsspiel ist auf jeden Fall einen Ausflug wert.

Wie hoch das Risiko dabei sein soll, liegt weitgehend in Ihrer Hand: Auf abgelegenen Bolzplätzen haben Sie nach Mitternacht praktisch freie Bahn, während auf Vereinsplätzen eher die Möglichkeit besteht, dass auch nachts noch jemand nach dem Rechten sieht – und im ungünstigsten Moment das Flutlicht anschaltet. Und um in einem großen Fußballstadion auf den Platz zu kommen, müssen Sie schon etwas mehr Einfallsreichtum beweisen – obwohl hier natürlich das lohnendste Ziel für Ihren sportlichen Ehrgeiz läge ...

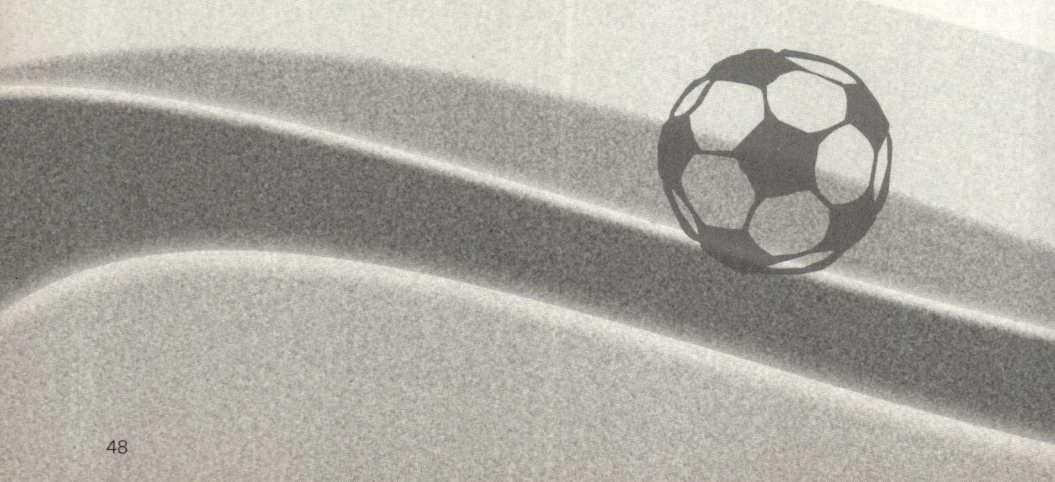

Auf dem

FUSSBALL-PLATZ

BITTE BEACHTEN:

Ersatzweise könnten Sie auch während eines Spiels gemeinsam in einem abgelegenen Gang oder Toilettenraum verschwinden und sich danach bei jeder Fernsehübertragung aus »Ihrem« Stadion an Ihr Heimspiel dort erinnern.

EROTIK-FAKTOR:

So lässt sich doch jeder gerne zum Fußballfan verwandeln.

NOTIZEN:

_____

_____

_____

_____

_____

Wer keine Höhenangst hat, sollte sich unbedingt auch diese romantische Location genauer ansehen – und selbst ein wenig Schwindel kann den Sex ja noch atemberaubender machen ...

Eines der schönsten Riesenräder ist das im Wiener Prater, wo Sie sogar eine luxuriöse Gondel ganz für sich allein mieten können. Günstiger und meist einfacher durchzuführen ist die sexy Luftfahrt in einem der mobilen Riesenräder, die auf Volksfesten aufgebaut werden. Hier können Sie außerhalb der Hauptzeiten relativ einfach eine Gondel ganz für sich bekommen, und auch wenn die Rundfahrt etwas kürzer ist, reicht die Zeit normalerweise doch für einen besonderen Höhepunkt. Mit genügend Charme und Trinkgeld können Sie vielleicht sogar für einen Extra-Aufenthalt am höchsten Punkt des Rades sorgen.

Am schönsten ist eine Riesenradfahrt bei Nacht, wenn Sie neben dem Sex den Ausblick auf ein Lichtermeer genießen können – außerdem kann dann von den anderen Gondeln aus nicht so leicht erkannt werden, dass Sie sich überhaupt nicht mit der Aussicht beschäftigen.

Im
RIESENRAD

BITTE BEACHTEN:

Bringen Sie die Gondel besser nicht absichtlich zum Schaukeln: Ein Nothalt verlängert zwar die Zeit, die Sie sich vergnügen können, aber er kann auch zu peinlichen Fragen führen.

EROTIK-FAKTOR:

Erotisches Vergnügen in luftiger Höhe und vor einem tollen
Hintergrund.

NOTIZEN:

_____

_____

_____

_____

_____

Sie suchen ein neues Zuhause? Dann testen Sie doch bei der Besichtigung auch gleich den Sex-Faktor! Heimlicher Sex in leeren Zimmern kann ungewöhnlich aufregend sein, und gleichzeitig müssen Sie keine plötzlichen Störungen befürchten.

Das funktioniert natürlich nur, wenn Sie die Wohnung ohne lästige Makler, Vermieter oder Mitbewerber besichtigen können. Gerade bei größeren Wohnungsbaugesellschaften bekommen Sie aber oft problemlos die Schlüssel ausgehändigt, und auch viele Makler lassen sich auf solche Sonderwünsche ein, wenn Sie nur seriös genug auftreten. Fertighaus-Firmen bieten manchmal sogar die Möglichkeit, eine Nacht lang im Musterhaus probezuwohnen.

Ob Mietwohnung oder Luxusvilla: Spuren sollten Sie bei einer solchen »Hausbesichtigung« natürlich nicht hinterlassen. Zum Ausgleich haben Sie normalerweise aber genügend Zeit für ausgiebigen Sex. Vielleicht wollen Sie ja auch gleich mehrere Zimmer testen? Eine Decke und eine kleine Picknick-Ausrüstung machen das Ganze etwas bequemer.

Bei der

HAUS-
BESICHTIGUNG

BITTE BEACHTEN:

Halten Sie sich an vereinbarte Zeiten, sonst steht vielleicht
doch der Vermieter mit dem Zweitschlüssel in der Tür.

EROTIK-FAKTOR:

Sich ganz spartanisch in leeren Zimmern nur auf das Wesent-
liche konzentrieren.

NOTIZEN:

_____

_____

_____

_____

_____

Wer das Meer liebt und einigermaßen schwindelfrei ist, kann diese Liebe mit einem besonderen Erlebnis verbinden: Sex auf dem Leuchtturm. Viele Leuchttürme in Europa sind für Besucher zumindest tagsüber geöffnet, aber vor allem unter der Woche und bei mäßigem Wetter nicht allzu überlaufen. So haben Sie gute Chancen, sich alleine auf dem Leuchtturm wiederzufinden.

Viel Platz ist dort zwar nicht. Aber wenn Sie am Geländer oder der Turmwand abgestützt Sex haben, kommt noch die Spannung dazu, ob nicht doch von unten jemand bemerkt, was Sie dort treiben. Ein langer Rock kann dabei eine gute Tarnung sein.

Wählen Sie außerdem die von der Tür und von umliegenden Gebäuden abgewandte Seite: So werden Sie erstens nicht so leicht gesehen und können zweitens noch schnell unterbrechen, wenn Sie andere Besucher kommen hören. Weglaufen können Sie auf einem Leuchtturm nämlich nicht – wenn Sie erwischt werden, müssen Sie sich ausweglos den Konsequenzen stellen.

Auf einem

LEUCHTTURM

BITTE BEACHTEN:

Ab Windstärke 4 wird es unangenehm zugig auf dem Leuchtturm, mehr Genuss haben Sie bei Windstille.

EROTIK-FAKTOR:

Über den Dingen stehen und sich dabei heimlich miteinander
vergnügen.

NOTIZEN:

_____

_____

_____

_____

_____

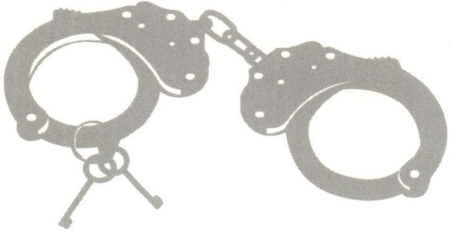

Wer noch nie gezwungenermaßen im Kittchen war, kann einer Nacht hinter schwedischen Gardinen einiges an erotischen Reizen abgewinnen: Anstatt Fluchtpläne zu schmieden, können Sie hinter dicken Mauern all das mit Ihrem Partner anstellen, was im heimischen Bett einfach zu verboten wäre ...

Möglich machen das Gefängnishotels: Schon in mehreren Städten in ganz Europa gibt es ehemalige Gefängnisse, die mehr oder weniger luxuriös zum Hotel umgestaltet wurden. Zwar werden die Zellentüren nachts nicht mehr abgesperrt, aber in manchen davon sind die Zimmer noch fast im Originalzustand erhalten. Sicher fällt Ihnen das eine oder andere Vergehen ein, für das Sie Ihren Partner mit einer Nacht hinter Gittern »bestrafen« können – in der er Sie dann ganz nach Ihren Wünschen verwöhnen oder all Ihre Einfälle über sich ergehen lassen muss. Den Schlüssel zur Zimmertür rücken Sie erst dann wieder heraus, wenn er Ihnen seine Besserung tatkräftig bewiesen hat – und auch dann natürlich nur zur Bewährung!

Hinter
GITTERN

BITTE BEACHTEN:

Statt Wasser und Brot eignen sich als Proviant besser Champagner und Obst für sexy Spiele.

EROTIK-FAKTOR:

Fessel-Spiele in stilechtem Ambiente ausprobieren.

NOTIZEN:

_____

_____

_____

_____

_____

Mit etwas handwerklichem Geschick können Sie auch in Ihrem Zuhause einen aufregenden Platz für abwechslungsreichen Sex schaffen: Hängen Sie eine Hängematte auf! Natürlich nicht unbedingt auf dem Balkon, wo alle Nachbarn den perfekten Einblick haben (außer, Sie wollen genau das). Außerdem müssen Hängematte und Aufhängung stabil genug sein, um das Gewicht von zwei Personen zu tragen.

Sex in der Hängematte bietet viele aufregende Möglichkeiten: Sie können sich aufeinander liegend lieben, wobei die unvermeidliche Krümmung ganz neue Empfindungen auslöst. Wenn er sich mit links und rechts herabhängenden Beinen setzt und sie sich auf seinem Schoß niederlässt, kann er sich mit den Beinen abstoßen und für seitliche Schwingungen sorgen. Setzt er sich dagegen mit beiden Beinen zu einer Seite in die Hängematte (oder legt sich hinein, wenn sie breit genug ist), machen die Schwingungen alle Stoßbewegungen noch intensiver.

In der

HÄNGEMATTE

BITTE BEACHTEN:

Sorgen Sie dafür, dass die Haken wirklich fest in der Wand sitzen, damit Sie unbesorgt schaukeln können.

EROTIK-FAKTOR:

Vielseitiger als eine Liebesschaukel – mal sehen, was Ihnen alles darin einfällt.

NOTIZEN:

_____

_____

_____

_____

_____

20

21

22

23

24

25

26

Je nach Klettergarten hat Ihnen diese Location einiges zu bieten: freie Natur, eine herrliche Aussicht, Nischen im Fels als Wetter- und Sichtschutz und sogar relative Ungestörtheit, wenn Sie nicht gerade in der Sächsischen Schweiz oder am Gardasee unterwegs sind – und sogar dort lassen sich (vor allem in der Dämmerung) ruhige Ecken finden.

Zum Erlebnis der besonderen Art wird der Sex im Klettergarten aber erst, wenn Sie auch eine Kletterausrüstung dabeihaben. Freunde von Fesselspielen kommen hier voll auf ihre Kosten, denn mithilfe von Seilen und Karabinern und nicht zuletzt den Haken im Fels lassen sich viele Fantasien verwirklichen. Vielleicht möchten Sie oder Ihr Partner ja auch Drachentöter spielen und die an den Fels gekettete Jungfrau verführen ... Wer sich mit dem Klettern auskennt, kann sogar unter Überhängen den Klettergurt zur Liebesschaukel verwandeln. Wenn das mal kein Grund ist, sich einen Kletterprofi für eine heiße Affäre zu angeln!

Im

KLETTER-
GARTEN

BITTE BEACHTEN:

Verwenden Sie nur solche Knoten, die sich auch nach Belastung noch leicht lösen lassen.

EROTIK-FAKTOR:

Tarzan-Feeling in freier Wildbahn erleben.

NOTIZEN:

_____

_____

_____

_____

_____

Ein lauer Sommerabend in der Stadt, und Sie sind zu zweit auf dem Weg nach Hause. Auch wenn Sie es eigentlich noch bis dorthin erwarten könnten, übereinander herzufallen, können Sie in einem verschwiegenen Hinterhof zumindest eine kleine Anheiz-Pause einlegen – mitten unter Menschen, aber doch unbeobachtet, wenn es spät genug ist und schon alle schlafen.

Und wenn Sie mehr wollen, ist das auch kein Problem: Hier finden sich bestimmt dunkle Ecken, in denen Sie im Stehen tollen Sex haben können. Treppengeländer, Mülltonnen-häuschen oder die Hauswand bieten noch mehr Abwechslung, wenn Sie sich draufsetzen, drüberbeugen oder mit dem Rücken dagegen lehnen – lassen Sie Ihrer Fantasie freien Lauf!

Wer die Idee mag, kann sich den Sex mit der richtigen Kleiderwahl sehr erleichtern: Wenn sie einen langen Rock oder ein Kleid trägt – und am besten nichts drunter – entfällt das lästige Ausziehen, und vor allem müssen Sie danach nicht im Dunkeln nach verschollenen Wäschestücken suchen.

Im
HINTERHOF

BITTE BEACHTEN:

Hüten Sie sich vor Bewegungssensoren, die im unpassends-
ten Moment plötzlich grelles Licht durch den Hinterhof fluten
lassen – lieber vorher noch bekleidet eine kleine Runde durch
den Hof schlendern!

EROTIK-FAKTOR:

Heimlich und verborgen, aber doch mit dem Risiko, erwischt
zu werden.

NOTIZEN:

_____

_____

_____

_____

_____

Nein, natürlich müssen Sie dort nicht mit allen Anwesenden rummachen – und wer selbst lieber auf Zuschauer verzichtet, kann sich auch in abgetrennte Räume zurückziehen. Für alle, die genügend Mut und Unverklemmtheit besitzen, ist der Swingerclub jedoch auch dann eine heiße Location, wenn sie nur mit dem eigenen Partner Sex haben wollen: Schließlich dreht sich hier alles nur um das Eine, es ist viel nackte Haut zu sehen und nicht zuletzt stehen verschiedene Spielwiesen, Spielzeuge und bei Bedarf auch Mitspieler zur Verfügung. Wer schon immer eine Liebesschaukel ausprobieren wollte, ohne zu Hause mit Bohrer und Dübeln hantieren zu müssen, ist hier normalerweise an der richtigen Adresse.

Im Swingerclub können Sie zudem Ihre verführerischsten, aber auch verruchtesten Seiten zeigen, ohne dass sich jemand daran stört. Wenn Ihr Partner schon bis hierher mitgekommen ist, findet er sicher auch das spannend – und wer weiß, welche spannenden Seiten Sie noch an ihm entdecken können.

Im
SWINGER-CLUB

BITTE BEACHTEN:

Natürlich ist es eine gute Idee, wenigstens bis in die nächste Stadt zu fahren, wo Sie hoffentlich niemand kennt – aber denken Sie daran, dass Chefs oder Nachbarn genau denselben Gedanken haben könnten!

EROTIK-FAKTOR:

In erotisch aufgeladener Atmosphäre zwanglos seine Lust ausleben.

NOTIZEN:

_____

_____

_____

_____

_____

Klingt nach James Bond und braucht auch ein entsprechendes Ambiente: Erotische Körperkontakte beim Tauchgang sind nichts für kalte Alpenseen, sondern eher für tropische Gewässer, wo Sie auf den Ganzkörper-Neoprenanzug getrost verzichten können. Ansonsten wird der Sex über heiße Gedanken kaum hinauskommen ...

Nur auf eines müssen Sie beim Unterwasser-Sex leider weitgehend verzichten, nämlich aufs Küssen – eine geregelte Sauerstoffversorgung ist gerade in solchen Momenten einfach wichtiger. Damit es sonst nicht zu viele Einschränkungen gibt, suchen Sie sich am besten eine einsame Bucht, in der sich Fisch und Möwe Gute Nacht sagen, und wählen Sie als Spielwiese eine strömungsfreie, flache Zone ohne Muränen, Seesterne, scharfkantige Korallen und ähnliche Störenfriede. Ein paar friedliche Haie in der Nähe können das Ganze dagegen sehr spannend machen – solange Sie sich noch genügend konzentrieren können, um die Tierchen einigermaßen im Auge zu behalten. Was Sie dann alles in annähernder Schwerelosigkeit miteinander anstellen, hängt eigentlich nur noch von Ihren Tauchkünsten ab.

Unterwasser beim

TAUCHEN

BITTE BEACHTEN:

Die Voraussetzung für befriedigenden Unterwasser-Sex:
Tauchtauglichkeits-Untersuchung, Tauchschein und genügend
Stunden Taucherfahrung – aber für manche Locations lohnt
sich auch eine etwas längere Vorbereitung.

EROTIK-FAKTOR:

Nahezu schwerelos gemeinsam durch das Wasser gleiten.

NOTIZEN:

_____

_____

_____

_____

_____

Gut für die Beweglichkeit und den Kreislauf soll es ja sein – aber auch für Sex? Diese Frage stellt sich meist denen, die nur das kleine 1-Meter-Trampolin für zu Hause haben. Darauf kann der Spaß am Sex zwischen kalten Metallfedern und wackeligen Beinen schon mal auf der Strecke bleiben, wenn man weder sportlich noch in der richtigen Position ist. Die ist auf Mini-Trampolinen ganz einfach: Am besten lieben Sie hier, wenn er sich mittig auf die Sprungfläche setzt, die Füße breitbeinig auf dem Boden stellt und die Hände hinter sich auf dem Rand des Trampolins abstützt. Dann macht sie es sich in der Hocke oder im Knien auf ihm so bequem wie möglich.

Weitaus abwechslungsreicher ist ein Trampolin, wenn sein Durchmesser mindestens der Körpergröße des größeren Partners entspricht. Dann haben Sie die Wahl: Knien, Liegen, Sitzen, Hocken – alles ist möglich, solange Sie es schaffen, sich so aneinander festzuhalten, dass nicht jeder Schwung des Trampolins Sie gleich wieder auseinanderschleudert. Sobald Sie den richtigen Rhythmus gefunden haben, ist das die Mühe aber eindeutig wert.

Auf dem
TRAMPOLIN

BITTE BEACHTEN:

Wichtig ist, dass Sie alle Sicherheitsstandards beachten –
denken Sie nur daran, dass Sie beim Sex auch empfindlichere
Körperteile einklemmen könnten oder nackt vor den Sanitä-
tern liegen, wenn das Trampolin versagt und Sie Ihre Wirbel-
säule gestaucht haben.

EROTIK-FAKTOR:

Sportlich bis zum Orgasmus federn.

NOTIZEN:

_____

_____

_____

_____

_____

Die Tempelanlagen im zentralindischen Khajuraho sind vor allem für eines berühmt: Für die tantrischen Darstellungen, die ihre Wände schmücken. Die Friese könnten als Illustration zu den unzähligen Stellungen des Kamasutra dienen, denn praktisch alle erdenklichen Spielarten des Sex sind hier seit rund dreitausend Jahren in Stein gemeißelt.

Natürlich sind die Fresken eigentlich im Rahmen der hinduistischen Mythologie und damit nicht ausschließlich erotisch zu interpretieren. Die Fantasie regen sie trotzdem ganz gehörig an, und eine Reise durch das sowieso schon aufregend exotische Indien kann hier in einem besonders erotischen Höhepunkt (oder auch mehreren davon) gipfeln. Da Indien allerdings weit weniger sexuell aufgeschlossen ist, als Tantra, Kamasutra und die Tempelfriese vermuten ließen, sind Küsse, Zärtlichkeiten oder gar Sex direkt bei den Tempeln keine gute Idee – aber es kann die Erregung ja noch steigern, wenn Sie damit warten, bis Sie wieder im Hotel sind.

Bei den

TEMPELN VON KHAJURAHO

BITTE BEACHTEN:

Manchmal ist den altindischen Steinmetzen eindeutig die Fantasie durchgegangen – noch haben es selbst erfahrene Yogameister oder Schlangenmenschen nicht geschafft, alle hier verewigten Stellungen unfallfrei nachzuahmen.

EROTIK-FAKTOR:

In exotischer Atmosphäre die Fantasie so richtig in Fahrt bringen.

NOTIZEN:

_____

_____

_____

_____

_____

Die Bretter, die die Welt bedeuten, verleihen auch dem Sex enorm viel Glamour – und aufs Publikum können Sie dafür zum Glück auch verzichten. Allein schon die Vorstellung, dass der Zuschauerraum auch voll sein könnte, jagt den meisten prickelnde Schauer über den Rücken.

Je nachdem, welche Art von Bühne Sie für Ihre erotische Premiere wählen, haben Sie vielfältige Gestaltungsmöglichkeiten: Wer sich nachts ins Theater schleichen kann (oder denjenigen verführt, der einen Schlüssel hat), findet vielleicht sogar ein Bett oder Sofa auf der Bühne – und in der Requisite hübsche Kostüme für ein kleines Rollenspiel. Musikbühnen sind dagegen meistens leer, nehmen Sie also eine weiche Decke als Unterlage mit, denn hier kann man nie recht wissen, wer zuletzt sein Bier verschüttet hat.

Bei Festivals oder Open-Air-Konzerten können Sie alternativ auch unter die Bühne ausweichen. Viel Platz gibt es dort zwar meistens nicht, aber dafür ist es umso aufregender, wenn über Ihnen jemand über die Bühne läuft oder sogar die Band noch spielt.

Auf der
BÜHNE

BITTE BEACHTEN:

Nirgendwo sonst ist es so wichtig, die Finger von allen Kabeln
und Schaltern zu lassen – nicht nur, weil möglicherweise
jemand nachschauen kommt, wenn plötzlich ein Licht ausfällt,
sondern auch, um nicht unversehens Mikrofone, Beleuchtun-
gen oder sogar eine Kamera einzuschalten.

EROTIK-FAKTOR:

Sich wie ein Superstar bei seinem ersten Auftritt fühlen.

NOTIZEN:

_____

_____

_____

_____

_____

Starke Maschinen sind sexy, und ihre Fahrer beziehungsweise Fahrerinnen meistens auch. Was liegt näher, als den Sex da einfach mal auf zwei Räder mit vielen Pferdestärken zu verlegen? Natürlich nicht im Fahren – das Risiko ist dabei zu hoch und die Möglichkeiten zu stark eingeschränkt. Schließlich werden mindestens zwei Hände zum Lenken gebraucht, und das Gleichgewicht hält sich auch nicht von alleine.

Verlegen Sie den Sex deshalb runter von der Straße an einen ruhigen Ort. Je weniger Sie beobachtet werden können, desto besser, denn der Anblick ist ziemlich eindeutig: Wenn er mit beiden Beinen am Boden abgestützt auf der Maschine sitzt und sie sich rittlings auf seinem Schoß niederlässt, bleibt nicht viel Raum für Zweifel. Machen Sie also einen Ausflug auf abgelegene Waldwege, drehen Sie im Schutz der Dunkelheit eine kleine Runde an einen Ort mit schöner Aussicht oder krönen Sie eine Tour zum Abschluss mit Sex in der heimatlichen Garage.

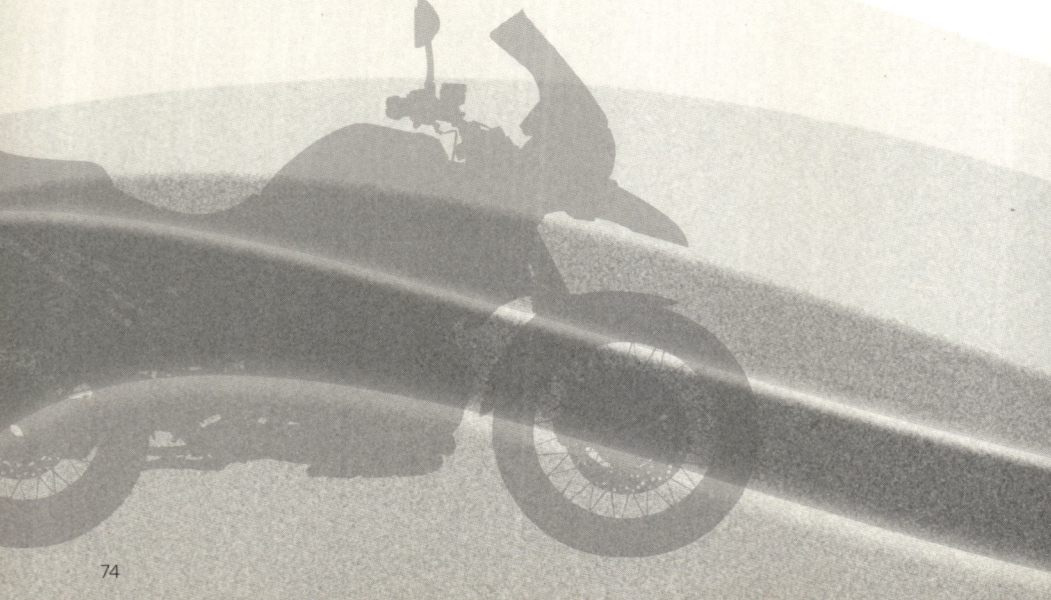

Auf dem

MOTORRAD

BITTE BEACHTEN:

Ihm verlangt es je nach Motorrad zwar einiges ab, Maschine und Partnerin im Gleichgewicht zu halten, aber gerade die dadurch erzwungene, breitbeinige Haltung sorgt auch für extra viel Lust.

EROTIK-FAKTOR:

Der Geruch von Benzin, Abgasen und Leder weckt die Lust auf Abenteuer – und mit genügend PS zwischen den Beinen muss man doch einfach an Sex denken!

NOTIZEN:

_____

_____

_____

_____

Der schönste Tag im Leben eines Paares kann auch für andere Paare sehr erregend sein: Wenn sie nämlich den ganzen Trubel nutzen, um das Fest unbemerkt mit einem ganz persönlichen Höhepunkt zu krönen.

Immerhin ist die Hochzeit ein Fest der Liebe, und niemand kann Ihnen einen Vorwurf machen, wenn Sie das ganz wörtlich nehmen – zumindest, wenn Sie sich dabei nicht erwischen lassen. Vor allem Trauzeugen oder Brautjungfern sollten deshalb besser darauf achten, erst nach ihrem großen Auftritt zum Schäferstündchen zu verschwinden. Schließlich wollen Sie weder von einer hysterischen Braut gesucht werden noch riskieren, dass Ihr Outfit vor dem großen Auftritt sichtbar durcheinandergerät.

Das Beste am Sex bei einer Hochzeit ist aber, dass Sie immer wieder in besonderen Erinnerungen schwelgen können, wenn Sie mal wieder die Fotosammlung Ihrer Freunde vorgeführt bekommen – aber verraten Sie sich nicht, denn niemand lässt sich gerne an seinem eigenen Hochzeitstag die Schau stehlen.

Bei einer

HOCHZEIT

BITTE BEACHTEN:

Auch wenn die Versuchung groß sein mag: Wenn Sie jemals wieder von Ihren Freunden eingeladen werden wollen, sollten Sie doch lieber darauf verzichten, das Zimmer des Braut-paars auf diese Weise einzuweihen.

EROTIK-FAKTOR:

Sich richtig in Schale geworfen heimlich verführen lassen.

NOTIZEN:

_____

_____

_____

_____

_____

Sie haben eine Terrasse? Dann sollten Sie darauf einmal ein kleines Freiluft-Lie-besnest einrichten! Es gibt (fast) nichts Schöneres, als sich unbeschwert und ausgiebig bei Sonnenschein und Vogelgezwitscher zu lieben, und die eigene Terrasse bietet dafür ideale Voraussetzungen. Denn hier können Sie in aller Ruhe eine bequeme Liege aufstel-len oder ein kleines Matratzenlager bauen, für Erfrischungen und leise Musik sorgen und es sich rundum gut gehen lassen.

Ideal ist es natürlich, wenn Ihre Terrasse von außen nicht eingesehen werden kann – dichte Hecken sind hier eine große Hilfe, günstig ist auch eine Dachterrasse. Denken Sie besonders an die Nachbarn, die vielleicht vom Fenster unerwünschte Einblicke erhaschen können: Dagegen hilft ein großer Sonnenschirm. Falls Ihre Terrasse weniger abgeschieden ist, sorgen Sie einfach selbst für genügend Sichtschutz: Mit spanischen Wänden, aufgespannten Tüchern, Sonnenschirmen und Kübelpflanzen können Sie schnell eine heimelige Cabana bauen, die Luft und Licht hereinlässt, aber neugierige Blicke fernhält.

Auf der
TERRASSE

BITTE BEACHTEN:

Vergessen Sie nicht, dass alle Geräusche trotzdem ihren Weg zu den Nachbarn finden: Auf der Terrasse sind ruhige, romantische Liebesspiele angesagt.

EROTIK-FAKTOR:

Danach auf der Terrasse stets in schönen Erinnerungen schwelgen.

NOTIZEN:

_____

_____

_____

_____

_____

Auch ohne Dirndl und Lederhosen ist die Berghütte eine lohnende Location: Je höher sie liegt, desto leichter kommt es zu einem kleinen Höhenrausch, der beim Orgasmus noch schneller in den siebten Himmel beamt. Wer öfter in die Berge geht, weiß außerdem, dass die frische Bergluft nicht nur hungrig macht – auch die Lust wird dadurch eindeutig beflügelt.

Berghütten gibt es für fast jeden Geschmack: von der einfachen Biwak-Schachtel bis zum komfortablen Berghotel, in dem sich auch all jene wohlfühlen, die sonst auf dem platten Land zu Hause sind. Buchen Sie dort auf jeden Fall ein Zimmer mit großen Fenstern und Bergpanorama, damit Sie trotzdem richtige Gipfelsturm-Gefühle entwickeln. Grundsätzlich ist das Erlebnis aber umso intensiver, wenn die Berghütte klein und ursprünglich ist – und am besten ist es, wenn Sie sie ganz für sich alleine haben. Sobald dann abends keine verspäteten Wanderer mehr zu erwarten sind, können Sie sich unter einem atemberaubenden Sternenhimmel und mit Blick auf die Lichter im Tal an einem herrlich romantischen Ort gegenseitig verwöhnen.

Auf einer
BERGHÜTTE

BITTE BEACHTEN:

Laute Lustschreie tragen in klarer Bergluft weiter, als man denkt – wer weder das Wild verschrecken noch einen Rettungseinsatz der Bergwacht auslösen will, sollte lautere Spiele auch hier nach drinnen verlegen.

EROTIK-FAKTOR:

Die Höhenluft und der weite Blick heben die Stimmung, das Selbstbewusstsein und damit auch die Liebeslust.

NOTIZEN:

_____

_____

_____

_____

_____

Geben Sie es zu: Falls Sie es noch nicht ausprobiert haben, fragen Sie sich sicher gelegentlich, ob der Sex durch die Vibrationen beim Schleudergang wirklich besser wird. Die Antwort darauf wird ganz individuell ausfallen, aber einen Versuch ist die Sache auf jeden Fall wert.

Besser als die Maschinen im Waschsalon eignet sich für einen ersten Test allerdings die heimische Waschmaschine. Oder wenigstens die im Wäschekeller Ihres Hauses, wenn Sie das zusätzliche Risiko nicht stört oder Sie sowieso bald ausziehen wollen.

Damit Sie kein ganzes Waschprogramm lang warten müssen, bis endlich der Schleudergang einsetzt, dürfen Sie ein bisschen nachhelfen: Sorgen Sie dafür, dass Sie nasse Wäsche zur Hand haben, und wählen Sie gleich das Schleuderprogramm. Wäsche in die Maschine füllen kann übrigens sehr sexy sein, wenn sie dafür nicht in die Hocke geht, sondern sich (am besten im kurzen Rock) verführerisch mit möglichst gestreckten Beinen bückt. Bis das Programm läuft, sollte er dann auf die Idee gekommen sein, sie mit gespreizten Beinen auf die Waschmaschine zu setzen.

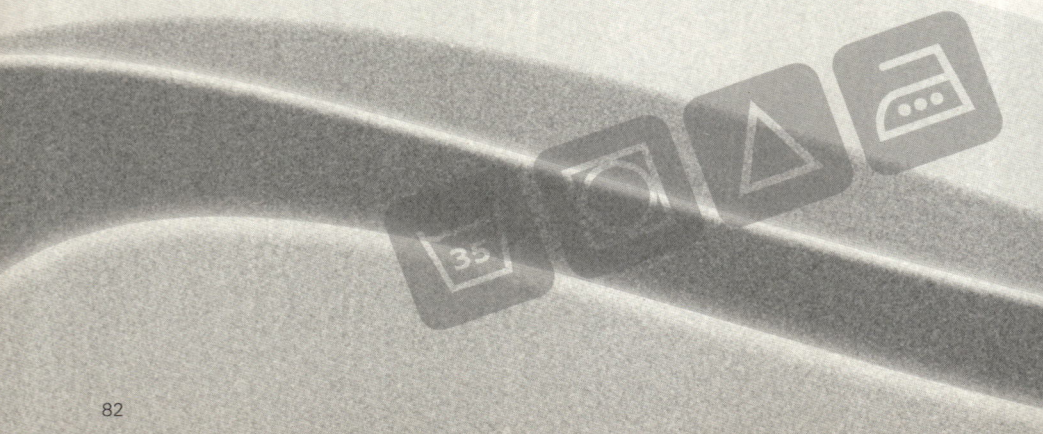

Auf der

WASCH-MASCHINE

BITTE BEACHTEN:

Stellen Sie sich wenn möglich seitlich an die Waschmaschine:
Die Kanten des Einfüllfensters liegen vorne schmerzhaft in
Kniehöhe, und Sie wollen ja auch nicht im falschen Moment
aus Versehen den Aus-Knopf erwischen.

EROTIK-FAKTOR:

Verleiht der Hausarbeit endlich mal eine erotischere Seite.

NOTIZEN:

_____

_____

_____

_____

Das Flugzeug ist einer der Klassiker unter den ausgefallenen Sex-Locations. Solange Sie nicht im Privatflugzeug unterwegs sind, ist die Flugzeug-Toilette jedoch praktisch der einzige Ort, an dem Sie es in zehn Kilometern Höhe wirklich wagen können, die Hosen herunterzulassen – wobei es allerdings deutlich praktischer ist, wenn sie sowieso einen Rock trägt.

Profis planen die sexy Abwechslung für einen Langstreckenflug ein, wenn die meisten Passagiere irgendwann schlafen. Lassen Sie sich vorher Decken geben, in deren Schutz Sie sich schon manuell so weit wie möglich in Fahrt bringen können. Die größte Herausforderung ist, unbemerkt zu zweit auf die Toilette zu gelangen. Am besten geht einer voraus, der andere folgt kurz danach. Machen Sie unbedingt ein Klopfzeichen aus, um nicht aus Versehen der falschen Person die Tür zu öffnen! Im Idealfall hat einer von Ihnen vorher schon einen Blick in die Toilettenkabine geworfen und eine günstige Stellung ausgewählt. Sie können zwar sowieso nur stehen oder sitzen, müssen sich dann aber wenigstens nicht spontan die Gliedmaßen verrenken.

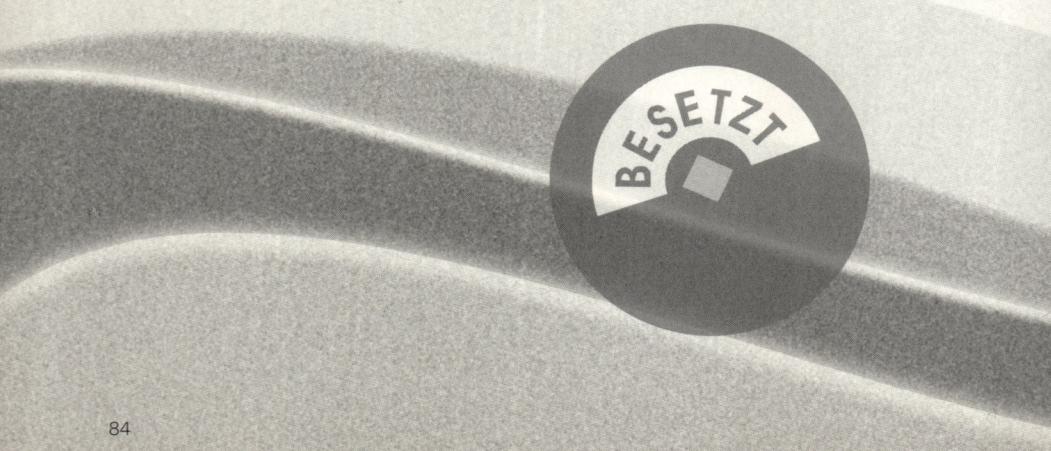

Auf der

FLUGZEUG-
TOILETTE

BITTE BEACHTEN:

Große Höhepunkte sind in großer Höhe mit Vorsicht zu genießen – halten Sie den Sex so leise und kurz wie möglich, damit
nicht mittendrin eine besorgte Stewardess an die Tür klopft.

EROTIK-FAKTOR:

Auch wenn es keine Mitgliedskarten gibt, ist es ein tolles
Gefühl, sich im legendären Mile High Club zu wissen.

NOTIZEN:

_____

_____

_____

_____

_____

Was gibt es Schöneres als ein sanftes Vor und Zurück, ohne sich dabei allzu viel bewegen zu müssen? Sex auf dem Schaukelstuhl ist etwas für Genießer, die es auch außerhalb des Betts gerne bequem beim Sex haben – das gilt vor allem für den männlichen Part.

Die eindeutig beste Stellung auf dem Schaukelstuhl ist, wenn er sich setzt und zurücklehnt, während sie sich ihm zugewandt auf seinem Schoß niederlässt. Ihre Beine baumeln dabei über den Armlehnen. Wenn der Schaukelstuhl breit genug ist, kann sie die Füße auch in Hockstellung neben seinen Hüften auf die Sitzfläche stellen, allerdings ist es dann umso wichtiger, dass er sie gut festhält.

Der besondere Effekt beim Schaukelstuhl-Sex entsteht, wenn sie sich in dieser Stellung mit dem Oberkörper vor und zurück wiegt, um den Stuhl zum Schaukeln zu bringen. Die Bewegung aktiviert nämlich auch die Beckenbodenmuskeln, und das wiederum sorgt für äußerst erfreuliche Empfindungen – probieren Sie es aus!

Auf einem

SCHAUKEL-STUHL

BITTE BEACHTEN:

Lassen Sie die Angelegenheit nur nicht zu sehr hochschaukeln, sonst droht ein hartes Erwachen auf dem Fußboden.

EROTIK-FAKTOR:

Innig und ohne viel Anstrengung dem Orgasmus entgegenschaukeln.

NOTIZEN:

_____

_____

_____

_____

_____

Einmal im Leben Sex in Deutschlands berühmtestem Vergnügungsviertel – das ist schon eine Fahrt nach Hamburg wert. Und es ist schließlich nicht nötig, dafür Geld im Bordell auszugeben, wenn Sie den eigenen Partner mitbringen und im Hotelzimmer Ihre ganz persönliche Erotikshow veranstalten.

Zubehör und Anregungen finden Sie ringsum zuhauf, wenn Sie direkt in St. Pauli ein Zimmer buchen: So viele Sexshops und -shows finden sich sonst wohl nirgends in Deutschland auf so engem Raum. Anstelle von normalen Souvenirs sollten Sie sich im Sexshop Sexspielzeug kaufen, das Sie danach gleich im Hotel ausprobieren können. Wie wäre es mit einem Paar Handschellen oder wirklich eindeutiger Reizwäsche?

Später stürzen Sie sich ins Nachtleben und lassen sich von Go-Gos oder einer heißen Show inspirieren – auch hier ist für nahezu jeden Geschmack etwas zu finden. Das Einzige, worauf Sie achten sollten: nicht zu viel Alkohol trinken! Denn der sorgt im Übermaß nur dafür, dass es mit der sexuellen Leistungsfähigkeit nicht mehr allzu weit her ist.

Auf der

REEPERBAHN

35

36

37

38

39

40

41

BITTE BEACHTEN:

Für Frauen: Lassen Sie Ihren Partner besser nicht allein in die Herbertstraße. Schließlich sind Sie nicht nur zu seinem Vergnügen in Hamburg.

EROTIK-FAKTOR:

In lasterhafter Umgebung endlich mal die eigenen verruchten Seiten hervorholen.

NOTIZEN:

_____

_____

_____

_____

_____

Auch wenn Ihr Auto weder ein Cadillac noch ein Chevrolet mit durchgehender Sitzbank vorne ist, hat einer der Klassiker unter den Sex-Locations doch seinen Reiz. Natürlich können Sie auch an fast jedem anderen Ort Sex im Auto haben. Das Autokino hat allerdings einige Vorteile:

- Sie wissen genau, wie lange Sie dort ungestört parken und sich miteinander vergnügen können, ohne Strafzettel befürchten zu müssen.

- Mögliche Beobachter sind zwar prickelnd nah, aber hoffentlich vom Geschehen auf der Leinwand abgelenkt. Getönte Scheiben und der laute Sound eines Action-Films sind zudem eine gute Tarnung.

- Sie müssen sich keine Gedanken über verrutschte Kleidung und verräterische Spuren machen (außer, es ist nicht Ihr eigenes Auto).

- Wer sich Sex im Kino wünscht, aber noch nicht den Mut dafür gefunden hat, kann sich im Schutz des eigenen Autos langsam daran herantasten.

- Sie können Ihren Partner endlich mal in einen Film lotsen, den er sonst NIE mit Ihnen anschauen würde – wobei er natürlich auch so wahrscheinlich nicht viel vom Filmgeschehen mitbekommt ...

Im
AUTOKINO

BITTE BEACHTEN:

Je kleiner das Auto ist, desto wichtiger ist die strategische
Kleiderwahl: Für sie bedeutet das einen weiten Rock und
möglichst wenig drunter. Stilecht wäre ein Petticoat, aber der
verheddert sich so leicht zwischen Handbremse und Schalt-
hebel.

EROTIK-FAKTOR:

Sich ganz Retro zu einem heimlichen heißen Date verabreden.

NOTIZEN:

_____

_____

_____

_____

_____

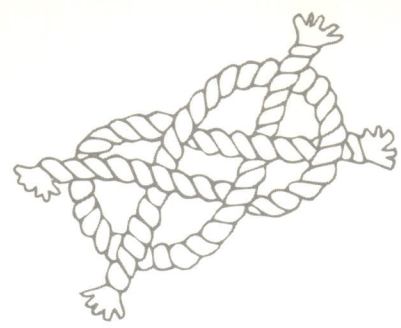

Ob auf Binnengewässern oder am Meer, der Sex auf einem Segelboot ist immer ein besonderes Erlebnis. Hier genießen Sie das sanfte Schaukeln der Wellen, eine leichte Brise, die danach für Erfrischung sorgt, und den Sonnenschein auf der nackten Haut ...

Wenn Sie nicht gerade in einer abgelegenen Südseebucht mit einer Segelyacht ankern, gilt es allerdings ein paar wichtige Vorbereitungen zu treffen. Die Wichtigste ist, einen sicheren Ankerplatz zu finden. Selbst auf dem langweiligsten Badesee könnten Sie sonst schon in kürzester Zeit auf Grund laufen oder mitten unter ungewollte Zuschauer abgetrieben werden. Falls Sie dagegen versuchen wollen, während des Aktes das Boot auf Kurs zu halten, ist einiges an Weitblick nötig, denn plötzliche Ausweichmanöver sind kurz vor dem Orgasmus nicht mehr drin. Ebenso wichtig ist die Wahl des Bootes: Von kippeligen Jollen, in denen so wenig Platz ist, dass Sie sich im Nu in Schoten und Tauen verfangen, ist eher abzuraten – chartern Sie lieber ein nicht kenterbares Kielboot, so sind Sie wenigstens vor unfreiwilligen Tauchgängen geschützt.

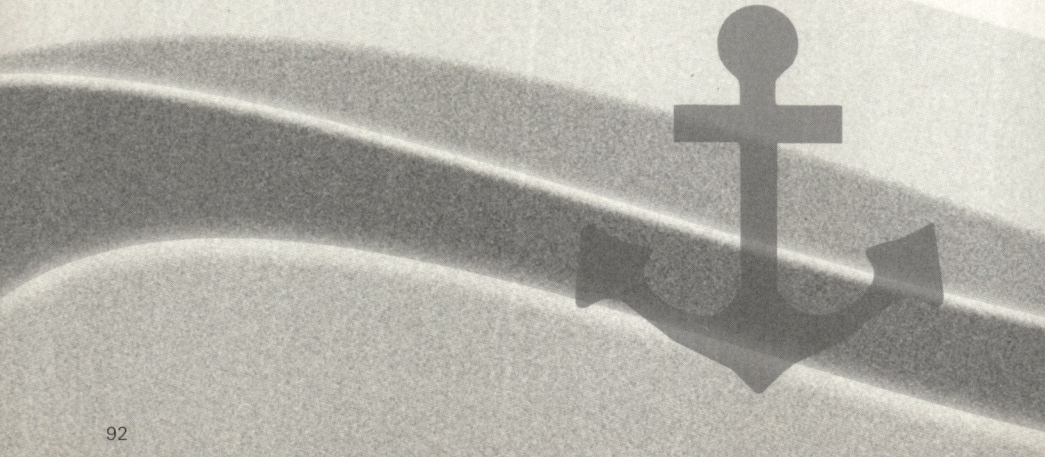

Auf einem

SEGELBOOT

BITTE BEACHTEN:

Immer schön im Schatten der Segel bleiben – schließlich soll
Ihnen der Orgasmus zu Kopf steigen, nicht ein unangenehmer
Sonnenstich.

EROTIK-FAKTOR:

Naturnah und trotzdem exklusiv – wer noch nie zu sanftem
Wellenplätschern verführt wurde, weiß gar nicht, was er
verpasst.

NOTIZEN:

_____

_____

_____

_____

Fernab von überfüllten Grillplätzen ist ein Picknick im Grünen eine romantische Angelegenheit, die Sie leicht auch zu einem unvergesslichen erotischen Erlebnis machen können. Bereiten Sie für diese Gelegenheit auch ein besonderes Picknick zu: Statt Kartoffelsalat und Würstchen dürfen es da schon mal Champagner, Erdbeeren, Kirschen und exotische Früchte sein, mit denen Sie sich gegenseitig füttern oder über ihre Haut streichen, um danach den Fruchtsaft abzulecken. Auch (angeblich) aphrodisierende Speisen wie Spargel, Trüffeln und Co. oder ein Gläschen Rotwein können für noch mehr Lust sorgen – allein schon, weil Sie wissen, was Sie zum Dessert noch vorhaben.

Wenn sie einen langen, weiten Rock trägt, kann sie sich schließlich ganz einfach auf seinem Penis niederlassen, während er auf dem Rücken liegt oder an einem Baum lehnt. Wenn die Erregung groß genug ist, genügen dann schon minimale Hüftbewegungen und das Anspannen der Beckenbodenmuskeln für einen krönenden Höhepunkt des Picknicks.

Beim
PICKNICK

BITTE BEACHTEN:

Je öffentlicher Ihr Picknickplatz ist, desto unauffälliger muss der Sex ausfallen – aber gerade das kann ihm auch noch mehr Reiz verleihen.

EROTIK-FAKTOR:

Erotische und kulinarische Genüsse sind immer wieder eine perfekte Kombination, noch dazu in freier Natur.

NOTIZEN:

_____

_____

_____

_____

_____

Während der Vorlesung selbst ist es zwar nahezu unmöglich, erotische Ideen in die Tat umzusetzen, aber selbst in der überfülltesten Universität stehen die Hörsäle manchmal leer – einige davon sogar erstaunlich häufig. Normalerweise ist es auch nicht schwer, den Belegungsplan eines Hörsaals herauszufinden, sodass Sie ein intimes Praxisseminar problemlos planen können.

Auch dann sollten Sie aber nicht zu schnell loslegen: Warten Sie beim Stundenwechsel lange genug ab, bis selbst orientierungslose Erstsemester ihre Vorlesungen gefunden haben, damit auch wirklich niemand hereinplatzt. Günstig sind Hörsäle in abgelegenen Fluren, in denen Sie näher kommende Schritte früh genug hören können. Profis verlegen ihre Schäferstündchen in Hörsäle, die sie auch durchs Fenster oder einen Notausgang verlassen können – so ist es kein Problem, wenn unversehens doch jemand die Tür abschließt, während sie sich zwischen den Bänken vergnügen.

Im
HÖRSAAL

BITTE BEACHTEN:

Wer selbst noch studiert, weicht besser auf andere Fakultä-
ten aus – je weniger Bekannte Sie erwischen können, desto
besser.

EROTIK-FAKTOR:

Die trockene Atmosphäre durch wirklich heißen Sex zum
Prickeln bringen.

NOTIZEN:

_____

_____

_____

_____

_____

Ein Highlight für alle Romantiker: Sex im Mondschein auf dem Bootssteg. Wenn die Wellen leise gegen die Pfeiler schwappen und sich das Mondlicht im See spiegelt, ist die Atmosphäre perfekt für Streicheleinheiten und leidenschaftliche Küsse – und erst recht für hingebungsvollen Freiluft-Sex.

Da die Anzahl der vorhandenen Bootsstege normalerweise nicht an die frisch verliebter Pärchen auf der Suche nach romantischen Orten heranreicht, reservieren Sie sich Ihren Bootssteg am besten schon am frühen Abend, indem Sie ihn mit einer großen Decke und allem, was dazugehört, in Ihren Picknickplatz verwandeln. Die Decke ist auch später eine praktische Unterlage, die Sie vor aufsteigender Kälte und Holzsplittern schützen wird – und sie kann Sie retten, wenn unvermutet doch noch jemand vorbeispaziert. Die Zeit bis zur Dämmerung vergeht wie im Flug, wenn Sie sich mit Worten und Küssen schon gegenseitig Lust machen, um dann im Schutz der Dunkelheit endlich übereinander herzufallen.

Auf dem
BOOTSSTEG

BITTE BEACHTEN:

Versuchen Sie, einen frei zugänglichen Steg zu finden – wer beim Anglerverein einsteigt, riskiert bei Entdeckung, an die Fische verfüttert zu werden.

EROTIK-FAKTOR:

Unschlagbar romantisch – und eine gute Alternative für alle, die im Boot zu schnell seekrank werden.

NOTIZEN:

_____

_____

_____

_____

_____

Klassik oder Rock: Was ist Ihnen lieber? So oder so werden Sie der Musik ganz neue Genüsse abgewinnen, wenn Sie den Konzertbesuch mit einer heißen Nummer verschönern. Wobei das allerdings umso einfacher ist, je lauter und dunkler die Location ist – bei den Philharmonikern werden Sie schon eine Loge buchen müssen, um unbeobachtet zur Sache zu kommen. Und dann müssen Sie immer noch damit rechnen, dass jedes hörbare Geräusch von Hunderten aufmerksam lauschender Ohren irritiert wahrgenommen wird.

Wählen Sie also lieber Freizeit- statt Abendgarderobe, und gehen Sie dorthin, wo Konzerte nicht in bestuhlten Sälen stattfinden. Bei Rock- oder Punkkonzerten sind die Chancen am größten, irgendwo eine dunkle, unbeobachtete Ecke zu finden, während sich alle vor der Bühne drängen. Je poppiger die Musik ist, desto größer ist dagegen die Gefahr, dass dort fernab der Bühne zu viele Eltern herumstehen, die ihren Nachwuchs zum Konzert begleiten mussten und sich nur zu leicht vom Geschehen auf der Bühne ablenken lassen.

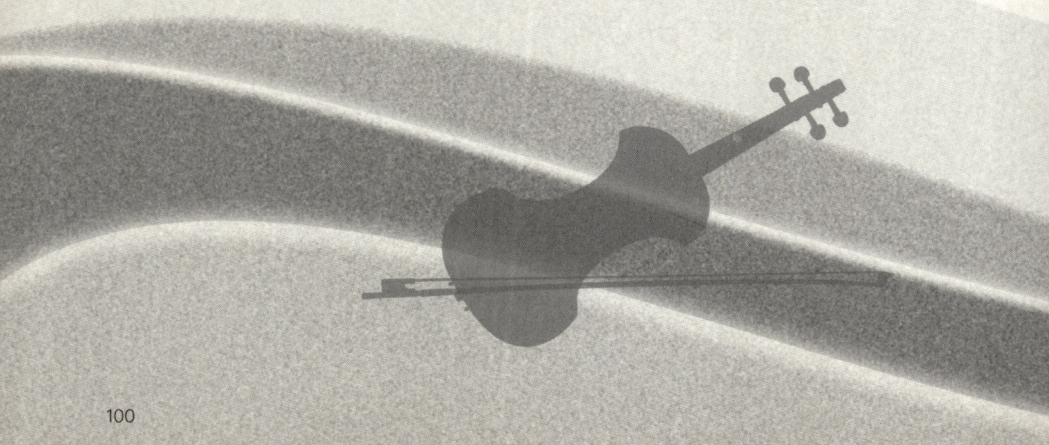

Bei einem

KONZERT

BITTE BEACHTEN:

Wählen Sie weder Ihre Lieblingsband dafür noch die Ihres Partners – sonst könnte die Aufmerksamkeit ungewollt doch noch abschweifen.

EROTIK-FAKTOR:

Wenn der Bass durch den Bauch wummert und alle anderen ausflippen, ganz mit sich selbst beschäftigt sein.

NOTIZEN:

_____

_____

_____

_____

_____

Selbst mit vollen Touren auf den Orgasmus zusteuern, während ein kleines Stück weiter der Verkehr entlangbraust: Autobahnparkplätze und Raststätten machen das möglich. Und was gäbe es auf einer langen Fahrt Besseres als eine solche Pause – sie vertreibt zwar nicht unbedingt die Müdigkeit, aber entspannt sind Sie danach auf jeden Fall wieder.

In den meisten Fällen bedeutet Sex an der Autobahn auch Sex im Auto, weil das nun mal am einfachsten ist. Parken Sie möglichst abseits, damit weder Senioren-Reisegruppen noch reisende Familien auf dem Weg zur Spielplatz-Pause direkt an Ihrem Auto vorbeilaufen. Tagsüber ist Sichtschutz vor den Fenstern sinnvoll, während es nachts sehr spannend ist, immer wieder kurz vom Schweinwerferlicht vorbeifahrender Autos gestreift zu werden.

Manche Parkplätze und Raststätten laden aber auch zum Aussteigen ein, um beispielsweise die umliegenden Wälder zu erkunden oder sich heimlich zu zweit in die teils recht komfortablen Duschräume oder Toilettenkabinen zu schleichen.

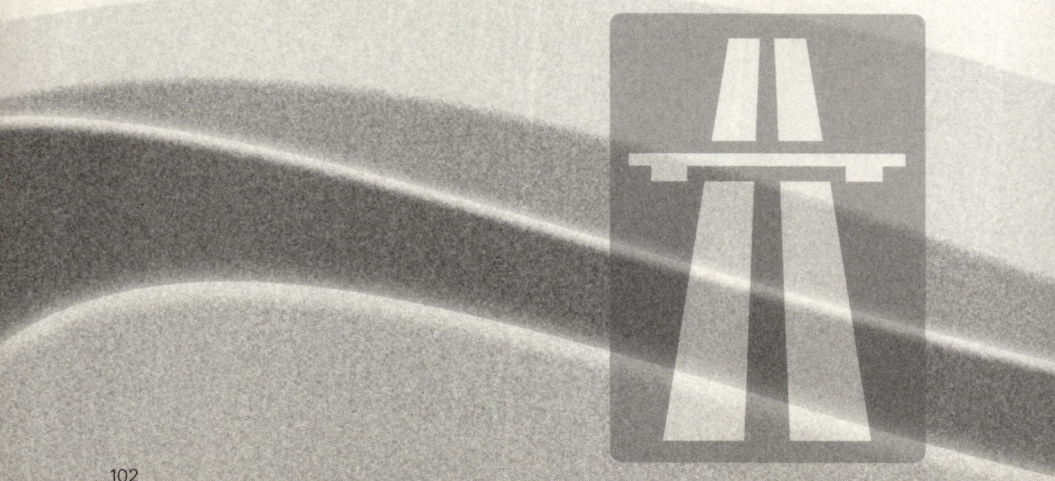

An der

AUTOBAHN

BITTE BEACHTEN:

Passen Sie auf, dass Sie nicht unversehens in eine Parkplatz-Sex-Party geraten: Wenn sich plötzlich neugierige Zuschauer ums Auto drängen, besser schnell zum nächsten Parkplatz fahren, bevor noch jemand mitmachen will.

EROTIK-FAKTOR:

Den Geschwindigkeitsrausch in deutlich genussvollere Bahnen umlenken.

NOTIZEN:

_____

_____

_____

_____

_____

Eine grandiose Aussicht erleben und gleichzeitig einen schnellen Orgasmus – das geht am besten auf einem Burgturm. Natürlich nur bei Türmen, die Sie ohne Führung alleine besteigen können, denn eine Reisegruppe im Hintergrund würde doch empfindlich stören. Gerade bei weniger bekannten Burgen ist das aber oft möglich.

Bringen Sie sich am besten schon auf dem Weg dorthin in Stimmung, denn allzu viel Zeit wird Ihnen möglicherweise nicht bleiben. Enge Treppen mit Nischen für Fenster oder Schießscharten laden in vielen Türmen bereits beim Aufstieg zu kleinen erotischen Pausen ein. Wenn Sie oben außer Puste ankommen, können Sie das ja immer noch auf die vielen Stufen schieben. Zudem sind Sie im engen Stiegenhaus vor Entdeckung relativ sicher, da Sie jeden Näherkommenden schon lange hören, bevor er Sie sehen kann.

Die beste Stellung für Sex auf dem Burgturm: Sie stützt sich vornüber auf die Brüstung, während er von hinten eindringt. Das ist wie immer am einfachsten, wenn Sie einen weiten, langen Rock trägt, den er einfach nur hochschieben muss.

Auf einem
BURGTURM

BITTE BEACHTEN:

Genießen Sie nicht nur die Aussicht, sondern horchen Sie auch stets mit einem Ohr zur Treppe – schließlich wollen Sie nicht vom Burgherrn überrascht und ins Verlies geworfen werden.

EROTIK-FAKTOR:

Sich in luftiger Höhe wie Burgfräulein und Ritter fühlen.

NOTIZEN:

_____

_____

_____

_____

_____

Anstatt bei der nächsten Vernissage mal wieder nur passiv Kunst zu konsumieren, machen Sie sie einfach zu Ihrem ganz persönlichen Happening. Je nachdem, ob sie im Atelier oder in einer Galerie stattfindet, finden Sie sicher eine Abstellkammer, Garderobe oder notfalls Toilette, in der Sie sich mit wildem Sex von den Höhenflügen des Kunstbetriebs erholen können.

Am günstigsten dafür ist der Beginn der Vernissage, wenn die meisten Anwesenden noch so mit Sehen und Gesehenwerden beschäftigt sind, dass Sie relativ unbemerkt verschwinden können. Und die Chancen stehen gut, dass Sie sich gleich im Anschluss mit Sekt und Häppchen stärken können.

Falls Sie noch nie bei einer Vernissage waren und sich fragen, wie Sie dorthin gelangen, ist auch das kein Problem: Viele Künstler sind froh darüber, wenn man sich für ihr Werk interessiert, und belohnen Sie schon auf Nachfrage mit einer Einladung. Am besten zeigen Sie sich dafür erkenntlich, indem Sie nach dem Sex noch einige nicht allzu entrückte Blicke auf die ausgestellten Werke werfen.

Bei einer
VERNISSAGE

BITTE BEACHTEN:

Wer passend zum Anlass in schwarzer Kleidung erscheint, sollte bedenken, dass Körperflüssigkeiten darauf weithin sichtbare Flecken hinterlassen – vorbeugen ist hier viel besser als wischen.

EROTIK-FAKTOR:

Sich vom kreativen Umfeld zu völlig neuen Höhenflügen stimulieren lassen.

NOTIZEN:

_____

_____

_____

_____

_____

In jedem Badesee ist sie der Lieblingsplatz der Jugendlichen: eine frei schwimmende Plattform, auf der man genügend Abstand zum überfüllten Ufer hat. In warmen Sommernächten ist sie jedoch auch ein hervorragender Ort, um sich nach einem heißen Tag bei sinnlichem Sex abzukühlen. Gute Schwimmer schaffen es, ein großes Handtuch als weiche Unterlage trocken dorthin zu befördern, in das Sie sich danach gemeinsam wickeln können, um die Sterne zu betrachten.

Wer etwas wagemutiger ist, kann die Badeplattform sogar tagsüber für heiße Spielchen zweckentfremden. Dann allerdings nicht auf der Plattform, wo man vom ganzen See aus gesehen wird, sondern neben ihr im Wasser. Die meisten Plattformen haben eine Leiter oder Haltegriffe, sodass Sie sich bequem festhalten und sich im Wasser treiben lassen können. Solange niemand direkt auf der Badeplattform ist, können Sie sich auf der dem Ufer abgewandten Seite relativ ungestört vergnügen – denn selbst näher kommende Schwimmer oder Bootsfahrer können kaum erkennen, was unter der Wasseroberfläche wirklich vor sich geht.

Auf der

BADE-
PLATTFORM

BITTE BEACHTEN:

Achten Sie in jedem Fall auf Ihre Kleidung: Sie nachts nicht wiederzufinden ist genauso peinlich, wie tagsüber die Bade-hose im Wasser zu verlieren und deshalb nicht ans Ufer zu können.

EROTIK-FAKTOR:

Nachts romantisch wie auf dem Bootssteg, nur ungestörter – und tagsüber sorgt das Risiko für erotisches Prickeln.

NOTIZEN:

_____

_____

_____

_____

_____

Selbst in der Hochsaison gibt es immer wieder Zeiten, zu denen man eine Bergbahn-Gondel ganz für sich allein hat. Wenn es nicht gerade Winter ist und Sie im Ski-Outfit stecken (mit etwas Geschick aber sogar dann) können Sie die Fahrt zum Gipfel mit einem sexy Zwischenspiel verkürzen. Dabei hilft es natürlich ungemein, wenn Sie vorher schon wissen, wie lange die Gondel unterwegs sein wird – hier spielen Sie ganz eindeutig gegen die Uhr.

Je nach Bauart und Größe der Gondel stehen dabei verschiedene Stellungen zur Wahl: Kleine Gondeln mit Bänken sind dabei die bequemere Variante, so kann sie sich mit dem Rücken oder dem Gesicht zu ihm auf seinen Schoß setzen. In größeren Gondeln ohne Sitzgelegenheit stützt sie sich am besten vornübergebeugt am Fenster ab, während er hinter ihr steht. In allen Fällen ist es besser, wenn Sie während des Sex noch die Außenwelt im Blick haben – nicht nur wegen der Aussicht, sondern vor allem, um die Ankunft in der Bergstation nicht zu verpassen.

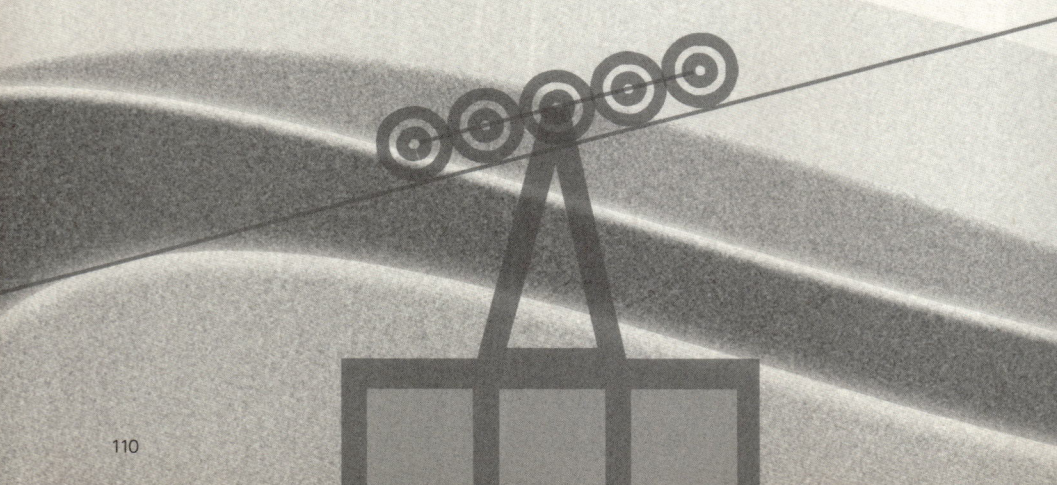

In der
BERGBAHN

46
47
48
49
50
51
52

BITTE BEACHTEN:

Bevorzugen Sie nostalgische Modelle – moderne Bergbahnen erreichen den Gipfel manchmal schneller als normale Menschen einen Höhepunkt.

EROTIK-FAKTOR:

Das Risiko ist besser kalkulierbar als im Aufzug, aber trotzdem bleibt nur begrenzt Zeit – sehr spannend.

NOTIZEN:

_____

_____

_____

_____

_____

Einmal wie die Steinzeitmenschen in den Schoß von Mutter Erde zurückkehren und dort im Feuerschein den Sex zelebrieren – dieses Erlebnis sollten Sie sich nicht entgehen lassen. Natürlich müssen Sie keine selbst erjagten Felle mitschleppen, und anstatt einer rauchigen Feuerstelle genügt auch der Schein einiger Kerzen. Die unvergleichliche Atmosphäre entsteht allein schon dadurch, dass Sie sich unter der Erde befinden.

Es empfiehlt sich, die betreffende Höhle vorher einmal eingehend zu erkunden, damit Sie keine unangenehmen Überraschungen erleben. Zwar müssen Sie sich weder vor Höhlenbären noch vor Säbelzahntigern in Acht nehmen, aber manche Höhlen beherbergen kleine Müllkippen, oder es gibt Stellen, an denen Wasser von der Decke tropft. Suchen Sie sich einen trockenen, ebenen Platz, den Sie mit Isomatten und Decken zum Liebeslager machen können, und probieren Sie aus, wo Sie Kerzen oder eine Lampe so aufstellen können, dass ihr Licht von draußen nicht zu sehen ist – schließlich wollen Sie unter sich bleiben.

In einer
HÖHLE

BITTE BEACHTEN:

Meiden Sie bekannte oder besonders interessante Höhlen,
wenn Sie nicht unversehens von Höhlenforschern entdeckt
werden wollen.

EROTIK-FAKTOR:

Abgesehen vom Steinzeit-Flair die abgeschlossene, leicht
unheimliche Atmosphäre, die die animalischen Instinkte weckt.

NOTIZEN:

_____

_____

_____

_____

_____

Ob an Rhein, Elbe oder Isar: Flussufer gehören eindeutig zu den besten Orten für romantischen Sex. Und das Beste daran ist, dass es hier genügend Platz gibt, um eine wirklich ungestörte Stelle zu finden, an der Sie sich ohne Eile lieben können – sogar tagsüber. Falls Sie trotzdem lieber den Schutz der Dunkelheit abwarten möchten, suchen Sie Ihre Spielwiese schon tagsüber auf, und nehmen Sie für den Heimweg Taschenlampen mit, denn plötzlich im Wasser zu landen, ist schon wieder weniger sexy.

Suchen Sie sich eine kleine Lichtung im Ufergebüsch oder eine schwer zugängliche Bucht, und verwandeln Sie sie mit mitgebrachten Decken und Kissen in eine bequeme Liegewiese. Tagsüber können Sie sich mit einem Sonnenschirm oder einer Strandmuschel zusätzlich vor neugierigen Blicken schützen. Den Sektkühler dürfen Sie zu Hause lassen, wenn Sie die Flasche im flachen Wasser zwischen Steinen festklemmen – ein kleines Picknick zur Stärkung für den Hunger danach ist dagegen eine prima Idee.

Am
FLUSSUFER

BITTE BEACHTEN:

Freier Blick auf den Fluss gehört zwar einfach dazu, aber
er birgt auch die Gefahr, für vorbeikommende Bootsfahrer
zur Attraktion des Tages zu werden – horchen Sie also auf
Paddelschläge.

EROTIK-FAKTOR:

Freie Natur, Wasserrauschen und die Möglichkeit, sich nach
dem Sex im kühlen Nass zu erfrischen.

NOTIZEN:

_____

_____

_____

_____

_____

Im Gegensatz zur Achterbahn haben viele Geisterbahnen den Vorteil, dass die Wägen einzeln durch die Gänge fahren – so gibt es gleich viel weniger potenzielle Zuschauer. Zusätzlich ist es schön dunkel, und Sie können sich ohne Sicherheitsbügel aneinanderkuscheln, was alle sexuellen Aktivitäten enorm erleichtert.

Voraussetzung für erotische Spiele in der Geisterbahn ist jedoch, dass sich keiner der Partner zu leicht gruselt – wer schon nach Horrorkomödien unter Albträumen leidet, sollte den Sex an einen nervenschonenderen Ort verlegen. Auch wenn die Schrecken in der Geisterbahn meistens nicht wirklich Furcht einflößend sind, können plötzlich hervorspringende Skelette und andere Schreckeffekte die Lust schlagartig reduzieren.

Eine Testfahrt vor dem eigentlichen Akt wäre zwar hilfreich, um herauszufinden, wo echte Mitarbeiter in den Kulissen auftauchen oder die Fahrt unvermutet ins Freie führt, aber sie verdirbt natürlich ein wenig den Gruseleffekt – hier müssen Sie selbst entscheiden, was Ihnen wichtiger ist, Sicherheit oder Spannung.

In der

GEISTERBAHN

BITTE BEACHTEN:

Empfindsame Gemüter sollten einen starken Partner mitbringen, damit sie Sex danach nicht mit traumatischen Erlebnissen verbinden.

EROTIK-FAKTOR:

Lust und Gruseln liegen nah beisammen und sorgen hier für doppelte Gänsehaut.

NOTIZEN:

_____

_____

_____

_____

_____

Sie müssen bei Weitem kein Kunstbanause sein, um im Museum mit einer schnellen Nummer für Abwechslung zu sorgen: Ganz im Gegenteil kann es sogar die Sinne weiter für die Kunst öffnen, wenn Sie zwischendurch mit etwas Sex für Entspannung sorgen.

In welchem Museum Sie sich eine solche erotische Einlage gönnen, hängt von Ihren persönlichen Vorlieben ab: Kunstliebhaber können einen Ausflug in die Pinakothek damit krönen, auch Natur- und Geschichtsfans finden in jeder größeren Stadt eine passende Ausstellung, und wer sich eigentlich nur für den Sex interessiert, kann immer noch ins Erotikmuseum gehen.

Wie Sie den Sex in die Tat umsetzen, hängt dann ganz von den Gegebenheiten ab: Wo es zwischen teuren Ausstellungsstücken und Überwachungskameras eher unklug ist, sich gegenseitig an die Wäsche zu gehen, weichen Sie besser auf Toiletten- oder Wickelräume aus. In verwinkelten, menschenleeren Museen oder im Freilichtmuseum könnte es Ihnen dagegen gelingen, sogar zwischen Dinosauriermodellen oder in einer frühzeitlichen Erdhütte zur Sache zu kommen.

Im
MUSEUM

BITTE BEACHTEN:

Finger weg von ausgestellten Möbeln: Alte Stücke halten die
Belastung nicht aus, und bei neuen zerstören Sie möglicher-
weise ein gesamtes Kunstwerk, wenn Sie sie nur um wenige
Zentimeter verschieben.

EROTIK-FAKTOR:

Der Spaß, die heiligen Hallen zu entweihen – endlich kommt
mal Leben in deren gedämpfte Atmosphäre.

NOTIZEN:

_____

_____

_____

_____

_____

Gepolstert, überdacht und leicht in Schwingungen zu versetzen – die Hollywood-schaukel ist wie gemacht für sexy Spielereien. Ob ihre Erfinder das auch im Sinn hatten, ist zwar zu bezweifeln, aber da es inzwischen selbst Hollywoodschaukeln gibt, die der Länge nach schwingen, scheinen zumindest manche Hersteller in die richtige Richtung zu denken.

Falls weder Ihre Eltern noch Sie eines der knallbunten Gartenmöbel herumstehen haben, müssen Sie sich allerdings in den Nachbarsgärten auf die Suche nach einem passenden Tatort begeben. Spätestens in der nächsten Schrebergartensiedlung werden Sie sicher fündig – aber unbedingt eine Decke mitnehmen, um die Bezüge zu schonen! Dann sind Ihrer Fantasie kaum Grenzen gesetzt: Ob Sie sich zu zweit auf die Schaukel setzen und beim Sex sanft hin und her schwingen, oder ein Partner auf festem Boden bleibt und den anderen immer wieder an sich zieht, der auf der Schaukel sitzt oder über die Rückenlehne gebeugt kniet – lassen Sie sich etwas einfallen!

Auf der

HOLLYWOOD-SCHAUKEL

BITTE BEACHTEN:

Auf jeden Fall ein Fläschchen Öl mitnehmen – nicht als Gleitmittel, sondern um das verräterische Quietschen zu beenden.

EROTIK-FAKTOR:

Fast so interessant wie eine Liebesschaukel, aber bequemer,
und Sie müssen sie nicht mal im Schrank verstecken.

NOTIZEN:

_____

_____

_____

_____

_____

Wer noch nie im Auto Sex hatte, muss das unbedingt wenigstens ein Mal nach-
holen – selbst wenn Sie dafür ein Auto mieten müssen. Das hat auch den Vorteil, dass
Sie sich das Modell aussuchen können: Anstatt im Kleinwagen könnten Sie dann Sex
auf einer Kombi-Liegefläche oder gleich im Cabrio genießen. Wobei es allerdings auch
schön ist, sich auf langen Fahrten im eigenen Wagen an erlebte Freuden zu erinnern …

Der Vorteil des Autos ist seine Mobilität: Sie können damit fast jeden Ort zum Sex-
Parkplatz machen. Nachteile sehen die meisten in fehlender Bewegungsfreiheit und all
den Hebeln und Ecken, die für blaue Flecken an Kreuz und Schienbeinen sorgen. Aber
Sie müssen ja nicht unbedingt auf dem Fahrersitz Sex haben: Viel besser geht es auf
der Rückbank oder wenn er auf dem Beifahrersitz Platz nimmt und sie über ihm kniet. In
Cabrios oder Autos mit Schiebedach kann sich zudem ein Partner mittig auf die Lehnen
der Vordersitze setzen, sodass der andere freie Bahn hat, um ihn manuell oder oral zu
verwöhnen – halten Sie sich gut an den Kopfstützen fest!

Im
AUTO

BITTE BEACHTEN:

Günstig ist ein Auto mit Ledersitzen – dort lassen sich Spuren am besten beseitigen. Und immer fest die Handbremse anziehen, damit Sie sich auch richtig austoben können!

EROTIK-FAKTOR:

Je kleiner das Auto, desto größer die Befriedigung, sich doch darin vergnügt zu haben.

NOTIZEN:

_____

_____

_____

_____

_____

Sex im Wasser finden viele Paare erotisch – und wenn das Meer zu weit weg ist, ist der See dafür die beste Location. Eigentlich eignet er sich sogar besser, weil weder Salzwasser noch Sand die Schleimhäute reizen und Sie auch nicht unerwartet von den Wellen überspült werden. Und im Vergleich zur heimischen Badewanne bietet der See einfach mehr Bewegungsfreiheit, um miteinander zu spielen und sich gegenseitig zu erregen.

Passanten können zwar kaum erkennen, was sich unter der Wasseroberfläche abspielt, aber trotzdem sollten Sie vorher überlegen, ob Sie im Wasser bis zum Koitus gehen möchten. Das Wasser spült nämlich die natürliche Feuchtigkeit der Vagina weg, sodass es sich lohnt, schon vorher ein ölhaltiges Gleitmittel aufzutragen. Falls das Wasser zudem ein wenig zu kühl für seine Erektion ist, weichen Kenner dort auf manuelle und orale Stimulationen aus, um sich zu befriedigen – oder sie führen das, was sie im Wasser angefangen haben, dann am Ufer an einer geschützten Stelle weiter fort.

Im
SEE

53

54

55

56

57

58

59

BITTE BEACHTEN:

Besser als der nächste Badesee eignen sich abgelegene, kleine Seen mit wenigen Badegästen, wo Sie sich viel unbeschwerter vergnügen können.

EROTIK-FAKTOR:

Fast schwerelos im Wasser treiben und sich dabei heimlich vom Partner verwöhnen lassen.

NOTIZEN:

_____

_____

_____

_____

_____

Für diese Location ist handwerkliches Geschick gefragt: Besser, als ins wackelige Baumhaus der Nachbarskinder einzubrechen (und die nachbarschaftlichen Beziehungen womöglich für immer zu zerstören), ist es, ein eigenes, stabiles Baumhaus zu bauen – falls kein eigener Nachwuchs vorhanden ist, eben für Nichten, Neffen oder besagte Nachbarskinder, die aber erst nach erfolgter »Einweihung« einen Fuß auf die Leiter setzen dürfen.

In luftiger Höhe und geschützt vor neugierigen Blicken (vorausgesetzt, Sie haben den richtigen Baum gewählt oder wenigstens die Fenster an die richtigen Stellen gesetzt) können Sie dann endlich mal richtig Tarzan und Jane spielen und ausprobieren, ob Sie Ihren Baum ins Schwanken bringen (deshalb ist die Stabilität so wichtig). Vielleicht bringen Sie ja auch einige Lianen mit für spannende Fesselspiele ... Denken Sie daran, ein paar Bananen oder anderen Proviant mitzubringen, da der zusätzliche Sauerstoff Sie sicher länger wach und miteinander beschäftigt halten wird als zu Hause im Bett.

Im
BAUMHAUS

BITTE BEACHTEN:

Bei Höhenangst wird es nötig sein, ein extra-stabiles Baumhaus zu konstruieren – oder Sie statten es mit einem Siche-
rungssystem aus, das sich auch als Liebesschaukel verwenden lässt.

EROTIK-FAKTOR:

Hoch über dem Boden in einem stabilen Liebesnest ausgiebigen Sex genießen.

NOTIZEN:

_____

_____

_____

_____

_____

Ihre Nachbarn haben mal wieder gefragt, ob Sie während ihres Urlaubs ihre Pflanzen gießen, die Katze füttern oder die Post ins Haus bringen würden? Machen Sie aus der Not eine Tugend (nun ja, nicht ganz), und erobern Sie einen neuen Platz für heimliche Schäferstündchen. Natürlich ist dabei ein wenig Rücksicht angesagt: Anstatt sich also in Nachbars Bett zu stürzen und alle Laken und Kissen durcheinanderzuwerfen, sollten Sie vielleicht doch lieber die Wohnzimmercouch wählen und eine mitgebrachte Decke unterlegen, um wirklich keine Spuren zu hinterlassen. So haben Sie auch später die Chance, während der Urlaubsdiashow oder beim Kaffeekränzchen beim Blick auf Ihre heimliche Spielwiese in erfreuliche Erinnerungen abzudriften.

Je nachdem, wie luxuriös Ihre Nachbarn wohnen, können Sie natürlich auch deren Jacuzzi, das Wasserbett oder den Marmor-Küchenboden in die engere Wahl ziehen – achten Sie nur darauf, alles so zu hinterlassen, wie Sie es vorgefunden haben, damit Sie das Erlebnis auch in Zukunft vielleicht noch mal wiederholen können.

Im
HAUS DER
NACHBARN

BITTE BEACHTEN:

Vergessen Sie vor lauter Lust nicht die Pflanzen oder die Katze – und auch nicht die übrigen Nachbarn, die vielleicht hellhörig werden, wenn trotz Urlaub die Badewanne oder der Whirlpool eingelassen wird.

EROTIK-FAKTOR:

Ach wie gut, dass niemand weiß ... Etwas Heimlichkeit hat doch immer wieder ihren Reiz.

NOTIZEN:

_____

_____

_____

_____

_____

Nachdem fast jeder Deutsche Mitglied in mindestens einem Verein ist, stehen die Chancen ganz gut, dass Sie auch dazugehören – sei es zum Fußballclub, zu den Naturfreunden oder einem Trachtenverein. Fast ebenso gut sind die Chancen, dass Ihr Verein ein Vereinsheim hat, in das Sie sich einschleichen können, um Ihrer Mitgliedschaft etwas mehr Reiz zu verleihen.

Je nach Art des Vereins gibt es da eine Vielzahl von Möglichkeiten: Entweder leihen Sie die Schlüssel ganz offiziell aus, um ein Fest vorzubereiten oder endlich mal wieder für Ordnung oder Sauberkeit zu sorgen, oder Sie lassen sich nach dem nächsten Treffen heimlich dort einschließen (aber nur, wenn Sie danach durch ein Fenster oder einen Hinterausgang entwischen können).

Wirklich interessant ist der Sex für Mitglieder von Turnvereinen, die in der Turnhalle weiche Matten und viele Sportgeräte für abwechslungsreiche Liebesspiele finden – wollten Sie dort nicht immer schon mal Mitglied werden?

Im
VEREINSHEIM

BITTE BEACHTEN:

Lasser Sie sich auf keinen Fall erwischen – 1000 Liegestütze beim nächsten Training sind die Sache vielleicht doch nicht ganz wert.

EROTIK-FAKTOR:

Ein pikantes Geheimnis versüßt Ihnen jede langweilige Versammlung.

NOTIZEN:

_____

_____

_____

_____

_____

Bevor auch die letzten Heustadel verschwinden und alle Bauern ihr Heu sofort in Ballen oder Rollen verpacken, müssen Sie unbedingt noch einen erotischen Ausflug ins Heu unternehmen. Notfalls auch auf den Heuboden, wenn Sie Urlaub auf dem Bauernhof machen und Ihr Vermieter erlaubt, dass Sie dort übernachten.

Nehmen Sie sich eine Decke als Unterlage mit, weil das Heu auf nackter Haut doch ein wenig piekst. Dafür liegen Sie immer gut gepolstert und können sich Ihr Liebeslager so zurechtmachen, wie es Ihnen am besten behagt – hier brauchen Sie bestimmt keine Kissen als Unterlage. Trotzdem sollten Sie sich beim Liebesspiel nicht auf Ihr kuscheliges Nest beschränken, denn eine kleine Jagd durchs Heu kann viel Spaß und noch mehr Lust machen. Und endlich können Sie sich auch einmal herumwälzen, so viel Sie wollen, ohne spätestens nach der zweiten Umdrehung aus dem Bett zu fallen. Stilecht wird Ihr Ausflug ins Heu, wenn sie sich dafür in ein Dirndl kleidet – viel wichtiger ist allerdings, dass Sie dafür sorgen, dass die Kleidung nicht im Heu verloren geht.

Im
HEUSTADEL

BITTE BEACHTEN:

Pollen-Allergiker müssen hier leider draußen bleiben – Sex mit
Atemmaske oder laufender Nase ist leider nicht so erotisch.

EROTIK-FAKTOR:

Unbeschwert durchs Heu tollen und garantiert weich fallen,
egal wie wild Sie es treiben.

NOTIZEN:

_____

_____

_____

_____

_____

Ob Kanu oder Schlauchboot: Sex in einem kippeligen Paddelboot ist eine Herausforderung, der sich jeder einmal stellen sollte – Nichtschwimmer allerdings nur im flachen Wasser, denn zum unfreiwilligen Bad kommt es hier schneller als erwartet. Steigen Sie deshalb auch nur bei Badewetter zu zweit ins Paddelboot!

In Schlauchbooten fällt der Sex dabei noch relativ leicht, und manchmal ist sogar genügend Platz zum Liegen. Sie müssen nur allzu heftige Bewegungen vermeiden und genügend Abstand zu möglichen Beobachtern halten, weil der niedrige Rand praktisch keinen Sichtschutz bietet. Fortgeschrittene wagen sich auch ans Kanu heran. Hier ist ein guter Gleichgewichtssinn gefragt. Am besten setzt er sich auf den Boden des Kanus und lehnt sich an eine Sitzbank, während sie sich über ihn kniet oder auf seinen Schoß setzt. Voraussetzung ist, dass sie einen Rock trägt – denn unauffällig eine Hose auszuziehen ist im kippeligen Kanu wirklich ein Kunststück. Wenn Sie die Situation im Griff haben, sollten Sie ausprobieren, wie es sich anfühlt, wenn er dabei weiterpaddelt.

Im
PADDELBOOT

BITTE BEACHTEN:

Suchen Sie sich für Ihre Bootsfahrt eine abgelegene Bucht, und achten Sie darauf, nicht abgetrieben zu werden. Am bequemsten ist es, ein Schlauchboot zu nehmen und es an einem unzugänglichen Uferstück an überhängenden Zweigen festzubinden.

EROTIK-FAKTOR:

Je leichter das Boot kippt, desto größer sind die Spannung und der Spaß-Faktor.

NOTIZEN:

_____

_____

_____

_____

_____

Auch wenn Sie keine Schlager mögen, sollten Sie sich das Bett im Kornfeld nicht als Liebeslager entgehen lassen. Nicht nur als spontane Rückzugsmöglichkeit beim Spaziergang über die Felder ist es eine hübsche Location – es lohnt sich auch, gerade erst deswegen einen Spaziergang zu unternehmen. Achten Sie darauf, unbeobachtet im Getreide zu verschwinden, und machen Sie es sich schnell zwischen den Halmen bequem, damit Sie niemand mehr sehen kann. Versuchen Sie aber, so wenige Halme wie möglich niederzudrücken, da ein größeres Loch auch aus der Entfernung auffällt und vielleicht einen wütenden Bauern anlockt. Wichtig ist auch, nicht gerade am Erntetag im Feld zu liegen – werfen Sie bei Motorengeräuschen lieber einen Blick in die Umgebung, ob sich irgendwelche Maschinen nähern.

Falls kein passendes Kornfeld in der Nähe ist, können Sie ebenso gut ins Maisfeld ausweichen. Dort liegt es sich zwar nicht ganz so bequem, aber Sie haben genug Sichtschutz, um sich auch in aufrechteren Stellungen zu vergnügen.

Im
KORNFELD

BITTE BEACHTEN:

Nehmen Sie stets eine Decke als Unterlage mit – mit Disteln
und Ameisen müssen Sie hier immer rechnen.

EROTIK-FAKTOR:

Sex unter freiem Himmel, wenn die Sonne durch die Ähren
scheint: eindeutig eine der schöneren Seiten des Sommers.

NOTIZEN:

_____

_____

_____

_____

_____

Am besten für verbotene Vergnügungen eignen sich Reisebusse mit ihren hohen Lehnen oder die in den meisten größeren Städten fahrenden Sightseeing-Busse – vor allem, wenn es sich um ein Doppeldecker-Modell handelt. Wollten Sie nicht schon längst einmal wissen, was es in Ihrer Stadt für Sehenswürdigkeiten gibt?

Während der Bus seine Runde dreht und Fahrer, Fremdenführer und Touristen mit der Umgebung beschäftigt sind, können Sie sich auf den hinteren Bänken viel interessanteren Attraktionen zuwenden. Besonders spannend ist das, wenn Sie im offenen Doppeldecker unterwegs sind – es könnte ja jederzeit sein, dass in den vorbeiziehenden Gebäuden gerade jemand aus dem Fenster sieht ... Wirklich etwas erkennen wird er jedoch nur, wenn der Bus gerade dann an einer Ampel stehen bleibt. Schließlich wäre es doch etwas zu auffällig, sich im Bus ganz auszuziehen. Besser verwöhnen Sie sich mit Küssen und Streicheleinheiten, und falls sie einen Rock trägt, kann sie sich auch relativ unauffällig auf seinen Schoß setzen, sodass er nur noch die Hose öffnen muss, um in sie einzudringen.

Im
BUS

BITTE BEACHTEN:

Verursachen Sie kein Verkehrschaos: Tun Sie nichts, was sich aus anderen Fahrzeugen eindeutig erkennen ließe, und denken Sie dabei vor allem an Lkws und andere Busse.

EROTIK-FAKTOR:

Viel spannender als eine normale Busfahrt, wenn Sie jede Sehenswürdigkeit mit einer besonderen Liebkosung verbinden.

NOTIZEN:

_____

_____

_____

_____

_____

N

Nichts für schwache Nerven: Beim Sex im Aufzug bleibt Ihnen nur extrem wenig Zeit, um zur Sache zu kommen, und es besteht immer die Gefahr, dass schon im nächsten Moment jemand vor den sich öffnenden Türen steht und auf den ersten Blick sieht, womit Sie gerade beschäftigt sind. Mehr als ein paar Streicheleinheiten oder heiße Küsse sind daher bei den meisten Aufzugfahrten nicht drin.

Wenn Sie trotzdem zu mehr kommen wollen, ist ein bisschen Vorbereitung nötig: Am wichtigsten ist, sich schon vor Betreten des Aufzugs so in Fahrt zu bringen, dass beide Partner sofort bereit für einen Quickie sind. Sie können zwar auch beliebig oft im Aufzug auf und ab fahren, bis Sie so weit sind, aber erzwungene Pausen durch andere Fahrgäste können das zu einer langatmigen Angelegenheit machen – abgesehen davon, dass es auch etwas auffällig ist. Suchen Sie sich außerdem einen Aufzug aus, der möglichst lange und langsam fährt, und bei dem vor allem die Türen nicht zu schnell aufgehen – so gewinnen Sie etwas zusätzliche Zeit.

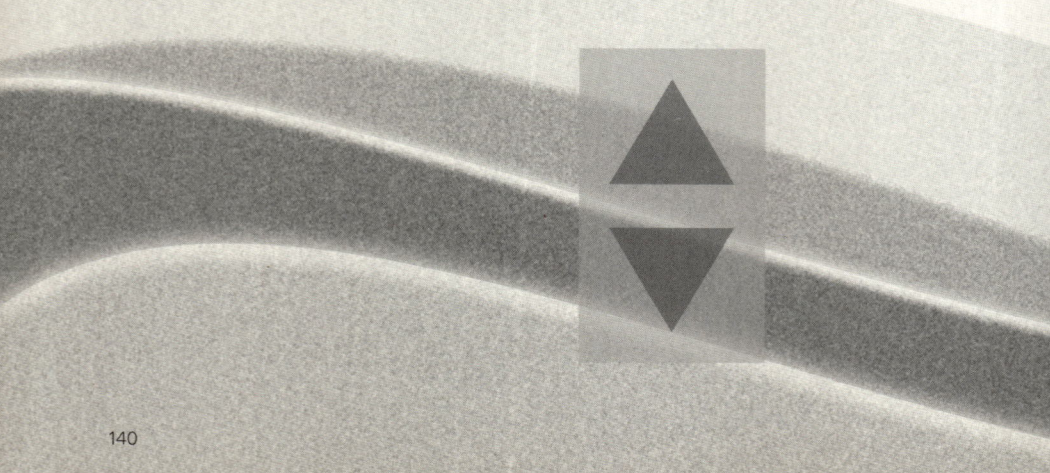

Im
AUFZUG

BITTE BEACHTEN:

Achten Sie darauf, auf keinen Fall an den Notfallknopf zu kommen – es gibt nichts Unerotischeres als plötzlichen Alarm und eine fragende Stimme, die wissen will, was los ist (abgesehen von Notfall-Kameras im Aufzug).

EROTIK-FAKTOR:

Der absolute Adrenalinkick, weil Sie nie wissen, wann der Aufzug wieder hält und wer dann vor der Tür steht.

NOTIZEN:

_____

_____

_____

_____

_____

Wenn Sie schon mal in einer lauen Sommernacht zu zweit durch den Park spaziert sind, wissen Sie vielleicht, wie romantisch es dort sein kann: Die Bäume wiegen sich in einer leichten Brise, die Lichter der Laternen spiegeln sich in Teichen oder Bächen, und wo tagsüber unzählige Menschen auf den Wiesen sitzen, sind Sie nun alleine. Falls Sie diese Gelegenheit noch nicht genutzt haben, wird es höchste Zeit: Verschönern Sie sich den Abendspaziergang mit einem spontanen erotischen Abenteuer! Je später es ist, desto geringer ist das Risiko, dass Sie von vorbeikommenden Spaziergängern gestört werden – aber ganz ausgeschlossen ist es nie, sodass all Ihre Sinne hellwach bleiben werden.

Da es schon dunkel ist, können Sie darauf verzichten, sich in irgendwelche Büsche zu schlagen – suchen Sie sich einfach eine Parkbank aus, die ein wenig abseits der Hauptwege im Schatten steht, denn mehr als einen Platz zum Sitzen brauchen Sie nicht. Notfalls können Sie sogar im Stehen an einen breiten Baumstamm gelehnt Sex haben, wenn keine geeignete Bank zu finden ist.

Im
PARK

BITTE BEACHTEN:

Für Parkwächter und Ordnungshüter sind Sie viel weniger
verdächtig, wenn es so aussieht, als würden Sie auf einer
Parkbank nur wild herumknutschen, als wenn Sie sich ängst-
lich im Gebüsch verstecken.

EROTIK-FAKTOR:

Beim nächsten Sonntagsspaziergang »Ihre« Parkbank mit
erotischen Erinnerungen verbinden.

NOTIZEN:

_____

_____

_____

_____

_____

Ein Umzug ist eine Menge Arbeit, doch er bietet Ihnen auch die Möglichkeit, an einer interessanten Location Sex zu haben – aber nur, wenn Sie nicht die ganze Arbeit einer Umzugsfirma überlassen. Mieten Sie sich einen Lieferwagen, in dem Sie selbst einen Teil Ihres Hausrats transportieren – und am besten auch viele Kissen, Decken, oder die Polster der Couch.

Auf dem Weg in Ihr neues Zuhause finden Sie sicher einen Parkplatz, auf dem Sie eine kleine Pause einlegen können. Besser als Supermarktparkplätze oder Seitenstraßen ist ein Platz direkt an einer viel befahrenen Straße – dort ziehen verdächtige Geräusche oder ein schaukelnder Wagen weit weniger Aufmerksamkeit auf sich. Je nachdem, wie voll Ihr Umzugswagen ist, können Sie es sich entweder inmitten Ihrer Ladung bequem machen und den fast überstandenen Umzug genüsslich feiern, oder auf engstem Raum eine schnelle Nummer zum Entspannen einlegen. Lassen Sie nur eventuelle Umzugs-helfer nicht zu lange warten, damit Sie die Kisten danach nicht doch alleine schleppen müssen.

Im

UMZUGS-
WAGEN

BITTE BEACHTEN:

Der Wagen muss sich von innen öffnen lassen, sonst droht eine peinliche Rettungsaktion. Denken Sie außerdem daran, die Fahrerkabine abzuschließen, schließlich wollen Sie nicht samt Wagen geklaut werden.

EROTIK-FAKTOR:

Je ungewöhnlicher, desto besser – manchmal ergeben sich an solchen Orten die aufregendsten Erfahrungen.

NOTIZEN:

_____

_____

_____

_____

_____

Falls Sie selbst keinen haben, müssen Sie sich wohl oder übel nachts in den Hotelpool schleichen oder ins Schwimmbad einsteigen – am schönsten ist es jedoch, ein Ferienhäuschen mit eigenem Swimmingpool zu mieten, denn so viel Luxus muss wenigstens einmal im Leben sein.

Anders als im See können Sie sich im Swimmingpool darauf verlassen, dass das Wasser angenehme Temperaturen hat, und Sie sind sicher vor Fischen, Algen, kratzendem Sand und spitzen Steinen – hier können Sie Sex im Wasser von seiner angenehmsten Seite kennenlernen. Fast schwerelos zu treiben, während man mit der schönsten Nebensache der Welt beschäftigt ist, ist an Wohlgefühl kaum zu übertreffen. Sie können frei schwimmen, sich am Rand festhalten, im flachen Wasser oder auf der Treppe liegen oder sich auf einer Luftmatratze aufstützen – und eigentlich sollten Sie alle diese Möglichkeiten auch nach und nach ausprobieren, um den Sex im Swimmingpool voll und ganz auszukosten.

Im
SWIMMING-
POOL

BITTE BEACHTEN:

Vergessen Sie nur nicht, irgendwann auch wieder aus dem
Wasser herauszukommen – vor allem die empfindlichen
Schleimhäute könnten sonst auf das Chlor im Wasser mit
Brennen reagieren.

EROTIK-FAKTOR:

Ein Mal Sex wie die Stars in den Hochglanz-Heftchen – wenn
Sie wollen, können Sie ja Ihre ganz persönlichen Paparazzi-
Fotos schießen.

NOTIZEN:

_____

_____

_____

_____

_____

Am besten für Sex eignen sich amerikanische und englische Taxis, in denen Fahrer und Fahrgastraum einigermaßen getrennt sind. Doch auch in anderen Fahrzeugmodellen können Sie etwas wagen, wenn Sie nachts in der Stadt unterwegs sind und der Fahrer mehr mit dem Radioprogramm als mit seinen Fahrgästen beschäftigt ist.

Wie lange Sie im Taxi füreinander Zeit haben, können Sie durch die Wahl des Fahrtziels selbst bestimmen – und ein bisschen auch, wie intensiv Sie sich miteinander beschäftigen können. Denn je mehr sich der Fahrer auf den Straßenverkehr konzentrieren muss, desto weniger wird er auf Sie achten.

Natürlich ist es trotzdem kaum möglich, im Taxi wirklich zum Geschlechtsverkehr zu kommen, das verhindert schon die Gurtpflicht. Mit Ihren Händen können Sie allerdings einiges anfangen, vor allem, wenn Sie eine Jacke oder eine Tasche auf den Schoß desjenigen legen, der gerade verwöhnt wird. Dann haben Sie es wahrscheinlich bald recht eilig damit, nach Hause zu kommen, um in Ruhe dort weiterzumachen, wo Sie im Taxi aufhören mussten.

Im
TAXI

BITTE BEACHTEN:

Bitten Sie den Fahrer besser, die Musik etwas lauter zu stellen – so bekommt er weniger von verdächtigen Geräuschen auf der Rückbank mit.

EROTIK-FAKTOR:

Damit der Fahrer nichts merkt, ist jede Menge Selbstbeherrschung nötig, das macht alles noch viel erregender.

NOTIZEN:

_____

_____

_____

_____

_____

Lassen Sie das Großraumabteil links liegen, und suchen Sie sich ein Abteil ganz für sich alleine und möglichst weit von Toiletten, Bordrestaurant und den Zugtüren entfernt, wenn Sie sich eine Zugfahrt erotisch versüßen wollen. Zwar müssen Sie trotzdem darauf gefasst sein, dass früher oder später der Fahrkartenkontrolleur vorbeikommt, aber bis dahin – und vor allem danach – haben Sie auf den Strecken zwischen den Haltestellen viel Zeit für Streicheleinheiten, Küsse und vielleicht sogar mehr, wenn sie sich im Rock auf seinen Schoß setzt, um scheinbar gemeinsam die vorbeiziehende Landschaft zu bewundern.

Wer sich weniger Nervenkitzel, dafür aber mehr Romantik wünscht, der bucht für die nächste Bahnreise eine Fahrt im Schlafwagen. Dort können Sie sicher sein, dass niemand plötzlich hereinkommt, und Sie haben bequem Platz zum Liegen und für aufregende Stellungen im Sitzen und Stehen. Die Bewegungen des fahrenden Zuges machen diese jedoch viel interessanter als zu Hause auf festem Boden.

Im
ZUG

BITTE BEACHTEN:

Notfalls können Sie auch im Großraumabteil aktiv werden –
Sie müssen nur viel leiser sein. Suchen Sie sich Plätze fernab
der Türen, damit Sie Näherkommende rechtzeitig bemerken.

EROTIK-FAKTOR:

Im normalen Abteil spannendes Risiko, im Schlafwagen leicht
nostalgische Romantik.

NOTIZEN:

_____

_____

_____

_____

_____

Machen Sie sich keine Hoffnungen: Zum Koitus werden Sie in der Achterbahn sicher nicht kommen, hier scheitern Sie an den Sicherheitsbügeln. Trotzdem können Sie ein heißes erotisches Abenteuer aus der Achterbahnfahrt machen, wenn Sie Ihren Partner dabei mit den Händen stimulieren.

Suchen Sie sich eine Achterbahn aus, in der immer nur zwei Passagiere nebeneinander sitzen, und sichern Sie sich die hintersten Plätze – schließlich wollen Sie von Ihren Mitfahrern nicht beobachtet werden. Sobald die Fahrt beginnt, schieben Sie Ihre Hand in die Hose Ihres Partners oder Ihrer Partnerin und lassen Ihre Finger spielen. Das Adrenalin, das durch die Fahrt ausgeschüttet wird, macht alle Empfindungen noch intensiver – Gänsehaut garantiert!

Der schwierigste Teil ist, am Ende der Fahrt rechtzeitig wieder auf den Boden der Tatsachen zurückzukommen, um ohne allzu wackelige Knie aussteigen zu können. Aber vielleicht können Sie ja gleich für eine zweite Runde sitzen bleiben – und für eine aufregende Revanche.

In der

ACHTERBAHN

BITTE BEACHTEN:

Die Kombination aus Achterbahn und Sex ist nichts für schwache Herzen und Bluthochdruck-Patienten – sie müssen sich schon für eines von beiden entscheiden (am besten für den Sex).

EROTIK-FAKTOR:

Nervenkitzel pur, vor allem, weil außer Ihnen niemand weiß, weshalb Sie wirklich so außer Atem sind.

NOTIZEN:

_____

_____

_____

_____

_____

Ob Karneval oder Halloween-Party: Das Spiel mit Masken und Verkleidungen hat stets auch einen erotischen Reiz. Wollten Sie nicht schon immer mal in eine andere Haut schlüpfen und all das tun, was normalerweise ein bisschen zu viel Mut erfordert?

Suchen Sie für sich und Ihren Partner Kostüme aus, in denen Sie sich gefallen – und leicht genug wiedererkennen, wenn Sie nicht erst hinter mehrere Masken spähen wollen, bevor Sie den richtigen Piraten oder die richtige Hofdame wiedergefunden haben. Kostümfeste sind ideal, wenn Sie schon lange mal ein Rollenspiel mit Ihrem Partner ausprobieren wollten, aber nie den richtigen Ansatz gefunden haben: Tun Sie einfach so, als wären Sie sich gerade zum ersten Mal begegnet, und beweisen Sie sich gegenseitig Ihre Verführungskünste. Sicher finden Sie ein leeres Zimmer oder eine abgeschiedene Ecke, in der Sie auch noch etwas weiter gehen können. Oder Sie entführen sich ins Auto oder Ihr heimisches Schlafzimmer – das Kostüm darf aber erst nach dem ersten Orgasmus ganz abgelegt werden.

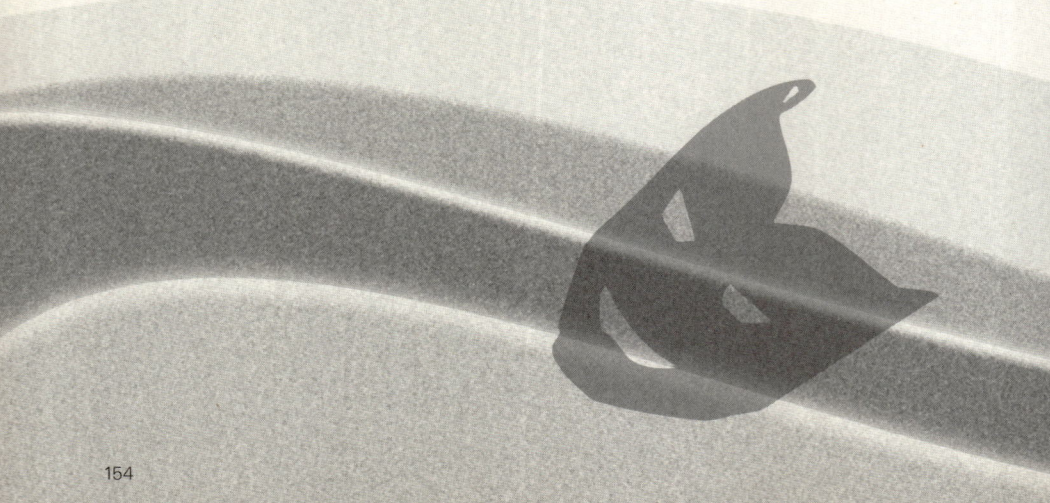

Auf einem
KOSTÜMFEST

BITTE BEACHTEN:

Auch wenn Sie im Bärenkostüm sicher niemand erkennt, ist es doch nicht die beste Wahl für ein erotisches Abenteuer.

EROTIK-FAKTOR:

Maskiert leichter Hemmungen überwinden und stärker aus sich herausgehen als sonst.

NOTIZEN:

_____

_____

_____

_____

_____

Sie fahren hoffentlich keinen liebevoll gepflegten Oldtimer oder haben wenigstens einen Zweitwagen – sonst werden Sie sich mit dieser Location wohl weniger anfreunden können. Für alle anderen ist die Motorhaube auf jeden Fall einmal eine Sünde wert, weil der Sex dort so herrlich unanständig ist.

Wenn Sie nicht gerade in der eigenen Garage bleiben wollen (wo Sie wenigstens von niemandem erwischt werden können), sollten Sie nachts einen Halt auf einem ruhigen, abgelegenen Parkplatz machen – am besten nach einer nicht zu langen Fahrt, damit die Motorhaube nicht ganz so lange zum Abkühlen braucht.

Stilecht ist der Sex, wenn sie einen kurzen Minirock, hohe Absätze und einen tiefen Ausschnitt trägt – Hauptsache, sie muss nicht mehr als ihr Höschen ausziehen. Heiß ist, wenn er sie auf die Motorhaube setzt oder legt und zwischen ihren gespreizten Beinen steht. Dabei kann sie entweder ihre Füße auf der Stoßstange abstellen oder ihre Beine um seine Hüften schlingen. Auch interessant: Sie beugt sich weit über die Motorhaube, während er von hinten eindringt.

Auf der
MOTORHAUBE

BITTE BEACHTEN:

Versuchen Sie nicht, zu zweit auf der Motorhaube herumzu-
turnen, wenn Sie in der Werkstatt keine peinlichen Fragen
darüber hören wollen, wie diese Beulen wohl entstanden sind.

EROTIK-FAKTOR:

Sich einmal wie im Roadmovie fühlen und wilden Outdoor-Sex
haben.

NOTIZEN:

_____

_____

_____

_____

_____

Ein Höhepunkt am höchsten Punkt Deutschlands – diese Erfahrung ist kaum zu toppen. Zumindest, wenn nicht gerade Bergsteigen Ihr Hobby ist. Für Nicht-Alpinisten hat die Zugspitze den Vorteil, dass sie bequem mit der Bahn zu erreichen ist – was allerdings auch den Nachteil mit sich bringt, dass man dort oben nur selten ungestört ist. Doch das Glück ist mit den Mutigen, und es ist nicht ausgeschlossen, dass Sie trotzdem direkt unter dem Gipfelkreuz einige ungestörte erotische Momente erleben.

Für ausgiebigeren Sex empfiehlt es sich allerdings, vom Gipfel abzusteigen und in etwas tieferen Lagen ein lauschiges Plätzchen zu suchen. Das hat den Vorteil, dass die Temperaturen dort deutlich angenehmer sind, die Vegetation mehr Sichtschutz bietet und der Untergrund auch nicht so hart und steinig ist. Auf ebeneren Flächen ist außerdem die Gefahr geringer, durch eine unbedachte Bewegung zu einem interessanten Fall für die Bergrettung zu werden. Eine großartige Aussicht ins Tal können Sie dabei trotzdem genießen, ebenso wie die frische, anregende Höhenluft.

Auf der

ZUGSPITZE

BITTE BEACHTEN:

Nehmen Sie auf jeden Fall warme Kleidung mit, sonst sorgt anstelle von Erregung nur die Kälte für Gänsehaut, auch im Hochsommer!

EROTIK-FAKTOR:

Viel Natur, eine Wahnsinns-Aussicht und das Gefühl, weit über allen alltäglichen Dingen zu stehen.

NOTIZEN:

_____

_____

_____

_____

_____

Sex in der Umkleidekabine ist ein spannendes Spiel mit dem Feuer: Das Risiko, erwischt zu werden, ist hier besonders groß. Wenn Sie es erst einmal geschafft haben, unauffällig zu zweit in eine Kabine zu gelangen, müssen Sie immer noch damit rechnen, dass eine aufmerksame Verkäuferin nach Ihren Wünschen fragt oder andere Kunden hereinplatzen. Außerdem haben Sie nur wenig Platz, kaum Sichtschutz und jedes Geräusch dringt ungehindert nach draußen.

Trotzdem ist es durchaus machbar, in der Umkleidekabine viel Spaß zu haben. Vor allem in großen Kaufhäusern finden Sie abgelegene Kabinen, zu denen sich nur wenige Kunden (und noch weniger Servicepersonal) verirren. Suchen Sie eine Kabine mit bodenlangen Vorhängen oder Türen aus, die Sie – besonders bei Stellungen im Stehen – vielleicht sogar zuhalten können. Ein Schuh, der unter der Tür hervorschaut, zeigt zusätzlich, dass diese Kabine besetzt ist. Dann müssen Sie nur noch die größte Herausforderung bewältigen: Unter allen Umständen absolut still zu bleiben.

In der
UMKLEIDE-
KABINE

BITTE BEACHTEN:

Meiden Sie den Schussverkauf und die Umkleiden bei H&M:
Sie werden keine freie Kabine finden. Am ruhigsten ist es
meist in der Herrenabteilung.

EROTIK-FAKTOR:

Bei prickelndem Risiko den Sex vor großzügigen Spiegeln
genießen.

NOTIZEN:

_____

_____

_____

_____

_____

Viel romantischer als unter der Dusche ist der Sex, wenn Sie sich in freier Natur unter einem Wasserfall lieben – dafür lohnt es sich sogar, auf den Hochsommer zu warten oder in tropische Länder zu reisen. Ideal für Ihr Vorhaben sind kleine Wasserfälle mit einem hübschen Becken, das sich als Natur-Swimmingpool für weitere Spiele anbietet. Damit Sie wirklich unter den Sprühregen des Wasserfalls gelangen können, sollten sich hinter ihm glatt geschliffene Felsen oder flaches Wasser befinden.

Je heißer es draußen ist, desto größer ist die Erfrischung, sobald Sie sich hinter dem Vorhang aus fallendem Wasser befinden. Viel besser als direkt unter dem Wasserfall zu stehen ist es nämlich, sich hinter diesem zu verstecken: Hier sind Sie an einem magischen Ort mit sinnlichen Lichterspielen, wenn die Sonne auf den Wasserfall trifft, und das Rauschen des Wasserfalls schneidet Sie zusätzlich von der Außenwelt ab – was übrigens auch bedeutet, dass Sie nach Herzenslust laut sein dürfen.

Unter dem
WASSERFALL

BITTE BEACHTEN:

Wärmen Sie sich vorher und nachher gut in der Sonne auf –
die Gänsehaut sollte durch die Erregung entstehen, nicht nur
durch die Kälte des Wassers.

EROTIK-FAKTOR:

An einem magischen Ort aus Wasser und Licht wilde Orgas-
men erleben.

NOTIZEN:

_____

_____

_____

_____

_____

Die alten Griechen und Römer waren in mancher Hinsicht freizügiger, als im Geschichtsunterricht zugegeben wird – das beweist schon der Blick auf antike Vasen und Mosaike. Sex wurde sogar in Tempeln zelebriert, und Sie sollten es sich nicht nehmen lassen, diese untergegangenen Freuden wenigstens einmal wiederzubeleben.

Einer der anregendsten Orte dafür sind die Ruinen von Pompeji und Herculaneum, wo antike Villen wie Bordelle mit erotischen Darstellungen geschmückt sind, die Sie sicher auf lustvolle Ideen bringen. Heute ist es zwar etwas schwieriger, sich vor anderen Besuchern zu verstecken oder im Schutz der Dunkelheit die Ruinen aufzusuchen, aber eine kleine Herausforderung macht den Sex schließlich noch erfüllender. Und selbst wenn Sie anderswo Ruinen besuchen, von denen nicht mehr klar ist, ob sie einmal ein der Liebe geweihter Venustempel oder eine schlichte Befestigungsanlage waren, findet sich zwischen verwitterten, sonnengewärmten Mauern, die früher einmal voller Leben waren, immer ein anregender Platz fürs Liebesspiel.

Zwischen
ANTIKEN
RUINEN

BITTE BEACHTEN:

Etwas zu auffällig ist es, wenn Sie in freizügigen antiken Gewändern am Ort des Geschehens erscheinen – hier lassen Sie besser nur Ihre Fantasie spielen.

EROTIK-FAKTOR:

Den Hauch der Geschichte spüren und sich gegenseitig als Liebessklaven zu Diensten sein.

NOTIZEN:

_____

_____

_____

_____

Nicht der originellste Ort, aber einer, der in jedes Standard-Repertoire gehört: Während draußen die Musik dröhnt, können Sie hier schnell die Lust befriedigen, die Sie vorher beim Tanzen angefacht haben. Umso besser, wenn Sie schon zuvor verschwitzt und außer Atem sind, denn dann fällt es nicht so auf, wenn Sie noch ausgepowerter von der Toilette zurückkommen.

Der schwierigste Teil ist dabei, unbeachtet zu zweit in eine Kabine zu gelangen. Auf der Herrentoilette wird darüber zwar leichter hinweggesehen (manchmal sogar mit bewundernden Blicken), aber bei den Damen sind die Chancen größer, eine erträglich saubere Kabine zu finden. Allerdings müssen Sie sich darüber umso weniger Gedanken machen, je später es wird, da die Unterschiede vom steigenden Alkoholpegel ausgeglichen werden. Ideal ist, wenn Sie selbst noch so fit sind, dass er sie im Stehen hochheben und gegen die Tür drücken kann, während sie mit den Beinen seine Hüften umklammert. Falls er dafür nicht stark genug oder die Kabine nicht stabil genug ist, kann er auch im Stehen von hinten in sie eindringen.

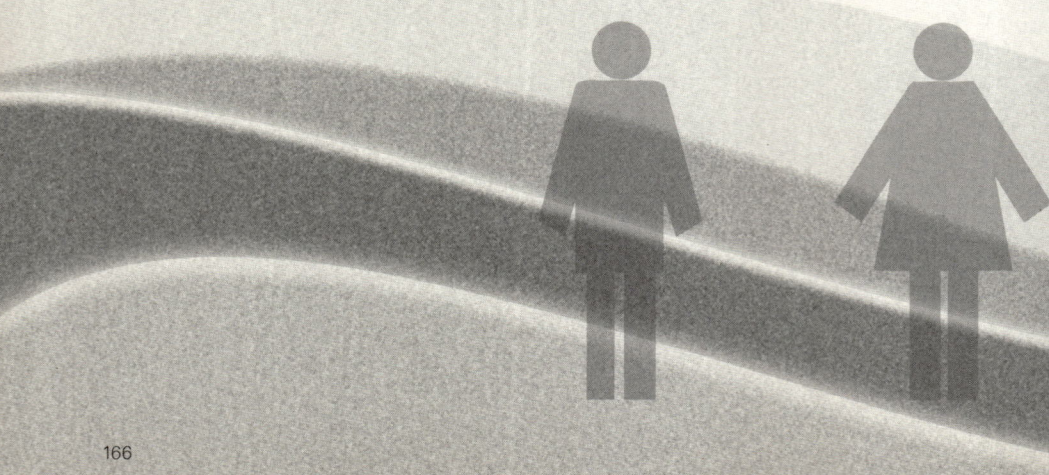

Auf der

TOILETTE IM CLUB ODER IN DER DISCO

BITTE BEACHTEN:

Vorsicht vor den Kleiderhaken an der Innenseite der Tür, sie können schreckliche Schmerzen im Rücken verursachen.

EROTIK-FAKTOR:

Weder romantisch noch bequem, aber der Beweis, dass Sie einfach nicht länger darauf warten konnten.

NOTIZEN:

_____

_____

_____

_____

_____

Entgegen dem Klischee haben die meisten Golfspieler durchaus noch Sex – und sogar eine hervorragende Location dafür zur Verfügung. Da die meisten Golfplätze aber glücklicherweise nur durch überwindbare Zäune gesichert sind, können auch Nicht-Mitglieder (zumindest nachts) einen lustvollen Ausflug auf den Golfplatz unternehmen.

Dessen Vorteile liegen auf der Hand: Einen so gepflegten, weichen Rasen finden Sie sonst nur in behüteten Vorgärten – aber dort sind Sie nur selten so ungestört. Sand-bunker bieten als Abwechslung dazu ein geschütztes kleines Liebesnest. Sie sind auch eine gute Ausweichmöglichkeit, falls sich der Rasen auf Dauer als zu feucht und kühl erweisen sollte.

Wer selbst Golf spielt, findet im hohen Gras und Gebüsch seitlich der Spielbahn nicht nur verlorene Golfbälle, sondern auch einladende Plätze für eine kleine Spielpause zu zweit. Wichtig ist nur, dass Sie sich nicht von zu vielen anderen Spielern auf dem Platz überholen lassen – schließlich wollen Sie ja nicht, dass besorgtes Platzpersonal einen Suchtrupp für Sie organisiert.

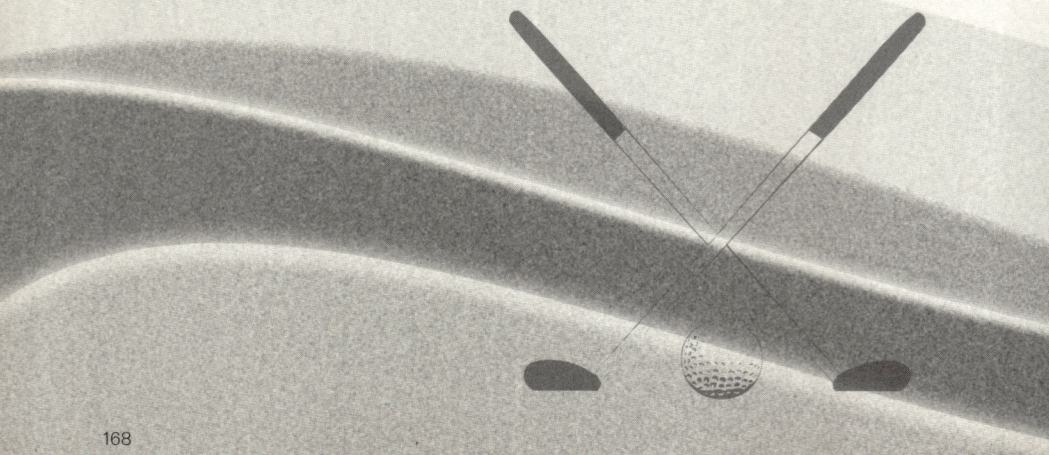

Auf dem

GOLFPLATZ

75

76

77

BITTE BEACHTEN:

Hüten Sie sich tagsüber vor verirrten Golfbällen, die plötzlich neben Ihnen landen. Nachts sollten Sie dagegen die Lage der Sprinkleranlagen im Auge behalten.

78

EROTIK-FAKTOR:

Der manikürte Rasen fühlt sich auf der Haut besser an als so manche Picknickdecke.

79

NOTIZEN:

_____

_____

_____

80

_____

_____

81

Der Sandstrand ist nicht der einzige Ort an der Küste, an dem Sie sich den Urlaub mit Sex versüßen können: Ebenso interessant ist ein Ausflug zur Steilküste, um sich unter den Klippen eine kleine Bucht ganz für sich alleine zu suchen. Im Gegensatz zum Sandstrand müssen Sie sich hier keine Sorgen machen, dass Ihre Aktivitäten weithin sichtbar sein könnten: Es gibt genügend Felsblöcke und Felsvorsprünge, hinter denen Sie sich gut verborgen lieben können, und meist machen sich nur wenige Leute die Mühe, bis ans Wasser hinabzuklettern. Viele Stellen sind sogar nur bei Ebbe oder mit einem Boot zu erreichen.

Auch an der Steilküste finden sich viele kleine Strände mit feinem Sand, der aber so nass und fest ist, dass er nicht sofort am Körper klebt. Noch interessanter sind die Felsen selbst, die abwechslungsreiche Stellungen ermöglichen. Wenn Ihr Liebesnest abgelegen und schwer einsehbar ist, können Sie hier nach Lust und Laune nackt im Freien herumtollen.

Unter den
KLIPPEN

BITTE BEACHTEN:

Erkundigen Sie sich nach Ebbe und Flut und behalten Sie
Ihren Rückweg im Auge, damit die Wellen Sie nicht länger als
geplant in Ihrem Liebesnest festhalten.

EROTIK-FAKTOR:

Am Ende der Welt zwischen Meer und Felsen eingeschlossen
sein und die Einsamkeit nutzen.

NOTIZEN:

_____

_____

_____

_____

_____

Das Wahrzeichen Berlins ist auf jeden Fall eine kleine Sünde wert: Zwar ist es wirklich nicht leicht, hier einigermaßen unbeobachtet zur Sache zu kommen, aber gerade das erhöht noch den Reiz. Und Sie können sich darauf freuen, danach bei unzähligen Gelegenheiten an Ihr Abenteuer erinnert zu werden, denn kaum eine Sehenswürdigkeit ist auf so vielen Abbildungen verewigt – angefangen bei der 10-Cent-Münze.

Das Brandenburger Tor ist ein absoluter Fall für einen Quickie, da fast ständig Menschen in der Nähe sind. Selbst nachts ist das Risiko, erwischt zu werden, nicht kleiner, da das Tor großzügig ausgeleuchtet wird. In den Durchfahrten des Tors selbst finden Sie außerdem kaum Deckung, und Sie wollen ja nicht unbeabsichtigt auf den Schnappschüssen der vielen Touristen auftauchen. Größere Chancen für unanständige Umtriebe bieten die Säulenhallen der seitlichen Torhäuser, hier können Sie sich wenigstens im Schatten der Säulen verstecken – oder Sie warten die frühen Morgenstunden ab, wenn es selbst in Berlin ein bisschen ruhiger zugeht als sonst.

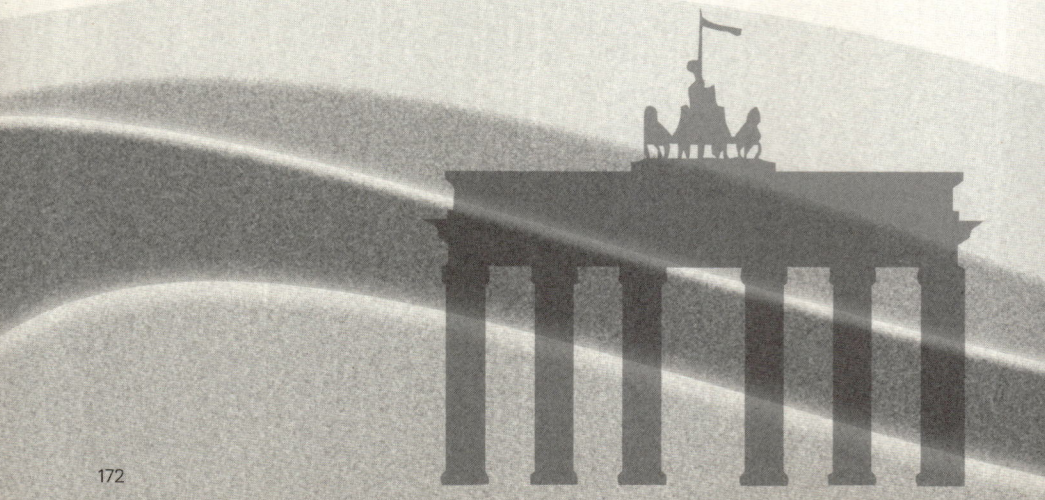

Unter dem
BRANDEN-
BURGER
TOR

BITTE BEACHTEN:

Statt High Heels empfehlen sich für den sexy Ausflug zum Brandenburger Tor bequeme Turnschuhe – falls Sie doch fluchtartig den Ort des Geschehens verlassen müssen.

EROTIK-FAKTOR:

Einen der bekanntesten Orte Deutschlands mit einer sehr persönlichen Erinnerung verknüpfen.

NOTIZEN:

_____

_____

_____

_____

_____

Auch wenn Sie zum letzten Mal nachts ins Freibad eingestiegen sind, als Sie 16 waren, gibt es einen guten Grund, dies einmal zu wiederholen: Sex auf dem Sprungbrett. Tagsüber wird die Schlange auf der Leiter einfach zu lang, wenn Sie sich ausgiebig zu zweit vergnügen wollen ...

Ein Sprungbrett schwingt zwar nicht so leicht wie ein Trampolin, aber es macht die Sache viel spannender: Schließlich landen Sie bei unbedachten Bewegungen nicht auf dem Boden, sondern im möglicherweise recht kühlen Nass, und das noch dazu mit einem verräterischen Platschen. Am besten an die Tücken des Sprungbretts angepasst sind die folgenden Stellungen: Sie legt sich mit dem Kopf in Richtung der Leiter auf den Rücken, ihre Beine baumeln links und rechts vom Sprungbrett und er liegt zwischen ihnen. Oder er setzt sich mit gespreizten Beinen auf das Sprungbrett, sodass er die Füße darunter verhaken oder es mit den Knien umklammern kann, und nimmt sie auf den Schoß. Beides natürlich so nahe wie möglich an der vorderen Kante, damit das Brett auch ins Schwingen kommt.

Auf dem
SPRUNGBRETT

BITTE BEACHTEN:

Nehmen Sie ein großes, dickes Handtuch als Unterlage mit,
denn die übliche Beschichtung von Sprungbrettern ist alles
andere als hautfreundlich.

EROTIK-FAKTOR:

Sex über dem Abgrund auf einer schwankenden Planke – und
die Schwingungen machen ihn noch intensiver.

NOTIZEN:

_____

_____

_____

_____

_____

Risiko gefällig? Dann suchen Sie nachts zu zweit eine Wiese im Park auf – je größer diese ist, desto besser. Bringen Sie eine Decke als Unterlage mit, wenn Sie es gerne angenehm weich haben, und machen Sie es sich mitten auf der Wiese bequem.

Das Spannende an dieser Location ist, dass Ihr einziger Schutz die Dunkelheit ist – eigentlich befinden Sie sich an einem Ort, an dem Sie weithin zu sehen sind. Und an dem sich tagsüber unzählige Menschen aufhalten, die nicht das Geringste davon ahnen, was Sie nun genau dort treiben. Damit es richtig spannend ist, ist es natürlich nötig, sich so weit wie möglich gegenseitig auszuziehen, oder wenigstens so weit, wie Sie es mit Ihren Nerven vereinbaren können. Denn schließlich ist nie gesagt, dass nicht im nächsten Moment doch der verirrte Lichtschein eines Autos oder Fahrrads Ihre Körper streift oder ein Parkwächter mit seiner Taschenlampe vorbeikommt ... Legen Sie Ihre Sachen also auf jeden Fall griffbereit ab, damit Sie bei einer eventuellen Flucht nicht erst lange im Dunkeln suchen müssen.

Nachts

MITTEN AUF EINER WIESE

BITTE BEACHTEN:

Achten Sie auf den Mondstand: Wenn der Vollmond plötzlich hinter den Wolken hervorkommt, ist wirklich von allen Seiten gut zu erkennen, womit Sie sich gerade beschäftigen.

EROTIK-FAKTOR:

Sich ganz dem Zufall ausliefern, und das an einem völlig unge- schützten Ort.

NOTIZEN:

_____

_____

_____

_____

Nichts für einen schwachen Kreislauf ist der Sex in der Sauna oder im Dampfbad. Aber nicht nur wegen der hohen Temperaturen, sondern auch wegen des hohen
Risikos, ertappt zu werden – zumindest, wenn Sie keine Privatsauna zu Hause haben.
Dennoch ist der Gedanke wohl jedem schon mal gekommen, der sich dort mit hübschen
nackten Körpern konfrontiert gesehen hat, und die angewärmten Holz- oder Steinstufen
geben ja auch eine angenehme Unterlage ab – besonders, weil sie zu abwechslungsreichen Stellungen geradezu herausfordern.

Das Dampfbad hat im Vergleich zur Sauna natürlich einen Vorteil: Hinter dichten
Dampfschwaden ist es deutlich schwerer zu erkennen, was Sie dort gerade anstellen.
Trotzdem können erotische Einlagen hier wie dort am sinnlichsten ausfallen, wenn Sie
den Raum für sich allein haben. Wochentags am frühen Morgen ist normalerweise am
wenigsten los, sodass Sie hier Ihre ersten Versuche starten sollten. Empfehlenswert
sind auch Erlebnis-Saunas, die fast in Dunkelheit getaucht sind. Achten Sie nur darauf,
dass nicht schon jemand unbemerkt in einer Ecke sitzt.

In

SAUNA ODER DAMPFBAD

BITTE BEACHTEN:

Sex bei über 90 Grad Celsius ist nur etwas für Profi-Saunie-
rer – Anfänger testen besser erst mal die schonendere
Bio-Sauna.

EROTIK-FAKTOR:

Bei hohen Temperaturen einen noch höheren Nervenkitzel
genießen.

NOTIZEN:

_____

_____

_____

_____

_____

Falls Sie kein eigenes Auto haben, leihen Sie sich eins – am besten ein größeres Modell mit genügend Bewegungsfreiheit auf den Vordersitzen, damit Sie die Fahrt durch die Waschstraße auch wirklich auskosten können. Der Besitzer freut sich sicher, wenn er es frisch gewaschen zurückbekommt. Zumindest, solange er nicht weiß, wie Sie sich die Zeit in der Waschstraße vertrieben haben.

Während draußen gesprüht, gewirbelt und geschäumt wird, haben Sie drinnen nämlich die Gelegenheit, sich unbeobachtet an die Wäsche zu gehen. Der Lärm und das gelegentliche Ruckeln des Autos werden nur von allzu sensiblen Gemütern als unerotisch empfunden, schließlich sorgen sie erst für die richtige Atmosphäre: Denn ist es nicht schön, gut geschützt im Trockenen zu sitzen, während draußen der Hauptwaschgang eingeleitet wird? Und kleine Schreckmomente, wenn die Bürste auf die Windschutzscheibe donnert oder die Hochdruckdüsen anspringen, machen nur noch sensibler für die Empfindungen, die Hände und Zunge Ihres Partners oder Ihrer Partnerin auslösen.

In der

WASCH-
STRASSE

BITTE BEACHTEN:

Sobald die Trocknungsdüsen loslegen, ist es Zeit, Ihre Kleidung wieder in Ordnung zu bringen – gleich rollen Sie wieder
in den Alltag und vor die Augen des neugierigen Tankwarts.

EROTIK-FAKTOR:

Am hell lichten Tag und mitten in der Stadt unbeobachtet
übereinander herfallen – aber mit Zeitlimit.

NOTIZEN:

_____

_____

_____

_____

Nackter Beton ist normalerweise nicht sehr sinnlich – außer, wenn Sie sich heimlich in einen Rohbau schleichen und ihn zu ihrer erotischen Spielwiese machen. Wo tagsüber muskulöse Bauarbeiter schuften, können Sie sich zu zweit weit feinfühligeren Beschäftigungen widmen. Oder Sie lassen sich ganz auf die Atmosphäre ein, mit schweißtreibendem, hartem, animalischem Sex.

Noch schöner ist diese Hauseinweihung, wenn Sie anstelle der Reihenhaussiedlung eine zukünftige Villa entern und die erotische Raumqualität der verschiedenen Schlafzimmer testen: In welchem ist wohl die Aussicht am schönsten, wenn Sie es auf die Fensterbrüstung gelehnt treiben?

Mithilfe Ihrer Fantasie können Sie sich in fertig eingerichtete Zimmer versetzen, oder sich auch einfach daran erfreuen, dass Sie dem Haus schon vor seiner Fertigstellung eine aufregende Geschichte verleihen – und dass Sie mit einiger Gewissheit die Ersten sind, die in diesen jungfräulichen Räumen ihre Lust befriedigen.

Im
ROHBAU

BITTE BEACHTEN:

Normalerweise haben Sie an Sonn- und Feiertagen tagsüber freie Bahn, aber es ist nie ganz ausgeschlossen, dass plötzlich neugierige Nachbarskinder oder der Bauherr auf Besichtigungstour hereinspazieren.

EROTIK-FAKTOR:

Die Ersten sein, die ein Gebäude erotisch einweihen.

NOTIZEN:

_____

_____

_____

_____

_____

Dunkle Wärme, der Geruch nach Stroh und Pferden und deren gelegentliches Stampfen und Schnauben verleihen Pferdeställen eine ganz eigene Atmosphäre. Und so manche Frau, die als junges Mädchen von Pferden begeistert war, wird in Ihrer Fantasie von ihrem Traumprinzen auf einem feurigen Ross dorthin entführt worden sein. Setzen Sie solche Träume in die Tat um und treffen Sie sich zu einem heimlichen Stelldichein zwischen Strohballen in einer leeren Stallbox. Dort können Sie Ihre eigenen, intimen Reiterspiele spielen oder sich ganz romantisch und ausgiebig lieben.

Erfahrene Reiter wagen vielleicht sogar einen Versuch mit Sex auf dem Rücken ihres Pferdes – wobei diese Idee möglicherweise in der Fantasie erregender ist als in der Realität, in der das Pferd vielleicht einfach nicht mitspielen möchte. Und vor allem wäre mehr Platz dafür nötig als in der Stallbox, aber es ist leider doch recht schwierig, sich in der Reithalle vor neugierigen Zuschauern zu schützen.

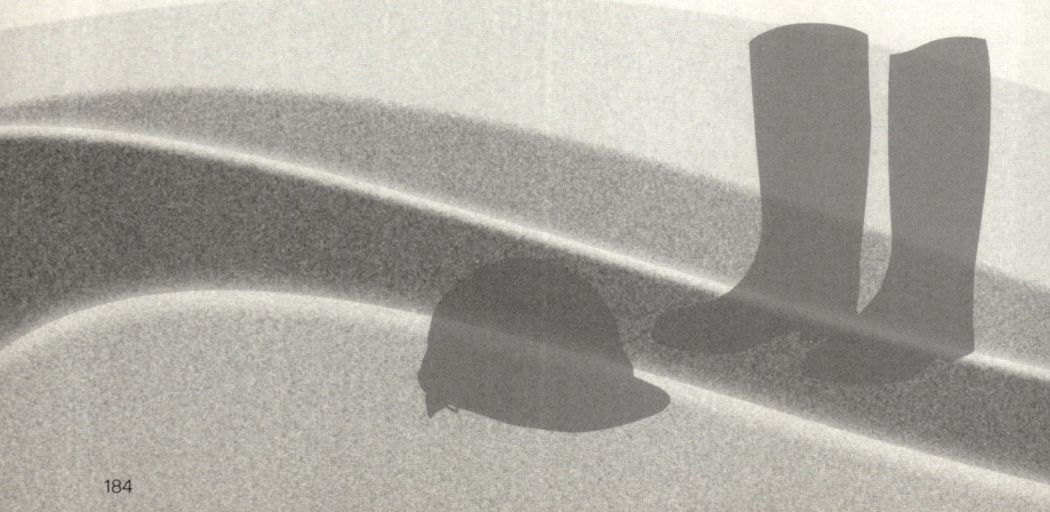

Im
PFERDESTALL

BITTE BEACHTEN:

Wählen Sie auf jeden Fall eine unbewohnte Stallbox: Ein nervöses Pferd ist nicht erotisch, sondern eine Gefahr für Leib und Leben.

EROTIK-FAKTOR:

Die erregende Ausstrahlung großer, muskulöser Pferdekörper für das eigene Vergnügen nutzen.

NOTIZEN:

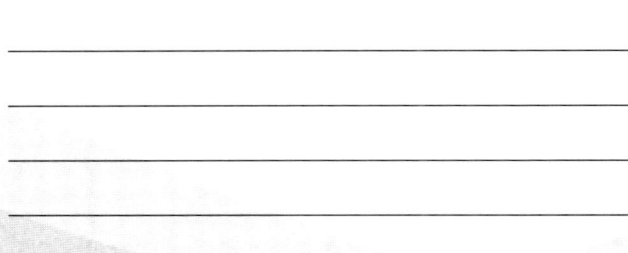

Solange es sie noch gibt, müssen Sie einfach einen gemeinsamen Ausflug in eine der unbequemen kleinen Kisten machen. Sicher, der Vorhang schließt nie richtig und alle Passanten können fast bis auf Hüfhöhe Ihre Beine sehen – da bleibt nicht viel Spielraum für sexuelle Aktivitäten. Aber was Sie tun, wird vom Automaten zuverlässig auf heiße Erinnerungsfotos gebannt, und das ist schon mal ein kleines Risiko wert. Und es ist eine gute Gelegenheit, die erotische Empfindungsfähigkeit Ihrer oberen Körperhälfte besser zu ergründen.

Besser als die Automaten am belebten Bahnhofsvorplatz eignen sich für diesen Spaß Geräte, die in U-Bahnhöfen oder langen Gängen stehen und denen kaum jemand im Vorbeihasten einen zweiten Blick schenkt. Wer einfallsreich und beweglich genug ist, kann hier sogar noch weiter reichende Erfahrungen riskieren – in der Hoffnung, dass niemand vor dem Automaten wartet, der wirklich nur ein Passfoto machen will, und dass die Fotos niemals in die falschen Hände geraten.

Im
PASSFOTO-AUTOMATEN

BITTE BEACHTEN:

Vergessen Sie im Eifer des Gefechts bloß nicht, rechtzeitig
die Fotos an sich zu nehmen – auch wenn Sie vielleicht gleich
noch einen Streifen schießen wollen.

EROTIK-FAKTOR:

Etwas sehr Intimes an einen absolut nicht intimen Ort zu
verlegen, sorgt hier für besonders viel Spannung.

NOTIZEN:

_____

_____

_____

_____

Sie wollten sich schon immer mal so richtig verrucht fühlen? Packen Sie Ihre sündigste Wäsche ein und verabreden Sie sich in einem Stundenhotel. Viele von diesen sind längst besser als ihr Ruf, und Sie haben die Wahl vom Luxus-Apartment bis hin zur spartanischen Absteige, die kaum mehr als Bett und Dusche bietet. Manche Hotels vermieten sogar spezielle Liebeszimmer, die mit Spiegeln, Whirlpool oder Kerker-Ambiente auf alle möglichen erotischen Wünsche abgestimmt sind.

Ganz klassisch ist es trotzdem, wenn Sie auf allzu großen Luxus verzichten – es erhöht gerade den Reiz der Sache, wenn nichts weiter als ein Bett und eine, höchstens zwei Stunden Zeit zur Verfügung stehen und Sie danach vielleicht sogar noch mal ins Büro müssen. Auch wenn Sie keine Affäre haben, sondern sich mit Ihrem Partner treffen, kann ein solcher Ausflug recht spannend sein. Zusätzlich können Sie so tun, als hätten Sie sich gerade kennengelernt, um den Reiz des Außergewöhnlichen noch zu erhöhen.

Im
STUNDEN-
HOTEL

BITTE BEACHTEN:

Auch wenn Sie nur kurz bleiben wollen, lohnt es sich, vorher
einen Blick in das Zimmer zu werfen – spartanisch ist okay,
schlecht geputzt aber nicht.

EROTIK-FAKTOR:

Die unmoralische Atmosphäre abfärben lassen und sich von
seiner leidenschaftlichsten Seite zeigen.

NOTIZEN:

_____

_____

_____

_____

Wahre Opernfreunde betrachten dies vielleicht als Sakrileg, aber nur so lange, bis sie selbst erlebt haben, wie viel ergreifender der dritte Akt von *La Traviata* ist, wenn Sie während des zweiten heimlich zum Orgasmus gebracht wurden. Natürlich ist es nicht ganz billig, eine Loge ganz für sich allein zu mieten. Aber das Ambiente, der kulturelle Genuss und nicht zuletzt das Vergnügen, sich herrlich unanständig vom Geschehen auf der Bühne ablenken zu lassen, ist diesen Preis auf jeden Fall wert – sogar, wenn Sie sich dafür noch ein neues Outfit zulegen müssen (manchmal gerade auch deswegen).

Um nicht zu viel Aufsehen zu erregen, gehen Sie so diskret wie möglich vor – denken Sie daran, dass nicht nur Ihre direkten Nachbarn etwas hören, sondern dass Sie aus weiter entfernten Logen sogar gesehen werden könnten, vor allem mithilfe eines Opernglases. Alles, was Sie tun, sollte also entsprechend unauffällig sein und die Kleidung nicht zu sehr in Unordnung bringen. Außer, Sie machen Ernst und verschwinden gleich hinter der Brüstung auf dem Boden.

In der
OPERNLOGE

BITTE BEACHTEN:

Eine abendfüllende Oper reicht für ein kleines Liebesspiel völlig aus – den Ring der Nibelungen sollten Sie besser wirklichen Opernfans überlassen.

EROTIK-FAKTOR:

Wo so viel Leidenschaft und Emotionen in der Luft liegen, geht auch der Sex noch mehr unter die Haut.

NOTIZEN:

_____

_____

_____

_____

_____

Zugegeben, hier brauchen Sie nicht nur die richtige Gelegenheit, sondern auch noch einen passenden Ort, an dem Sie sich unbeobachtet miteinander vergnügen können. In freier Natur haben Sie aber zum Glück den Vorteil, dass außer Ihnen alle damit beschäftigt sein werden, einen trockenen Platz zu suchen – während Sie genau das Gegenteil tun. Sie müssen also nur darauf achten, dass sich genügend Sichtschutz zwischen Ihnen und möglichen Beobachtern befindet.

Überwinden Sie anfängliche Hemmungen, und stürzen Sie sich in den Gewitterregen. Sobald Sie erst einmal in Fahrt sind, werden die Regentropfen eine erfrischende Abkühlung sein. Blitz und Donner sorgen dabei für eine unvergleichliche Stimmung. Dass Ihre Kleidung nass wird, gehört hier einfach dazu. Und mit etwas Glück (oder guter Vorbereitung) tragen Sie dünne, helle Stoffe, unter denen sich Ihre Körper verführerisch abzeichnen. Gönnen Sie sich den Spaß, einmal richtig nass und schlammig zu werden. Danach unter der heißen Dusche können Sie dann eine zweite, umso genussvollere Runde einlegen.

Im

SOMMER-
GEWITTER

BITTE BEACHTEN:

Wenn es schon blitzt und donnert, müssen Sie schnell sein:
Raus in den Garten und den Sichtschutz gegen die Nachbarn
aufbauen.

EROTIK-FAKTOR:

Spontaneität, Spaß und ein gewisses Woodstock-Feeling
machen den Sex zu einem sinnlichen Erlebnis.

NOTIZEN:

_____

_____

_____

_____

_____

Nicht nur auf S/M-Fans übt das Mittelalter mit seinen Kerkern, Ketten und Rüstungen eine unheimliche Faszination aus: Die geschichtsträchtige Stimmung in alten Gemäuern kann nicht nur für Gänsehaut, sondern auch für ein erregendes Prickeln sorgen. Hinter meterdicken Mauern könnten Sie schreien und stöhnen, so laut Sie wollen, und würden von draußen doch kaum gehört werden – wenn die Burg noch intakt und Sie die Burgherren wären.

Ein heimlicher Quickie zwischen halb verfallenen Mauern hat jedoch auch seinen Reiz, wenn Sie nicht sogar eine weitgehend erhaltene Burg finden, in der Sie ohne Aufpasser frei auf Entdeckungstour gehen dürfen. Vom Burgturm bis zum Verlies gibt es hier viele spannende Orte, an denen Sie sich an dicke Steinquader drängen oder als Burgfräulein von Ihrem Ritter erobern lassen können. Lassen Sie Ihre Fantasie spielen und versetzen Sie sich in eine Zeit zurück, in der Männer noch richtige Männer waren und dennoch ihren Damen ihr Herz zu Füßen legten.

In einer
BURGRUINE

BITTE BEACHTEN:

Lassen Sie sich nur nicht von den Schlossgeistern erwischen.
Sie sind bestimmt neidisch auf so viel fleischliches Vergnügen
in ihrem Gemäuer.

EROTIK-FAKTOR:

Der passende Ort, um ritterlich und hochherzig zunächst
einmal den Partner oder die Partnerin zum Orgasmus zu
bringen, bevor man an sich selber denkt.

NOTIZEN:

_____

_____

_____

_____

_____

Noch ein Klassiker: Sex im Whirlpool. Was schon James Bond vorgemacht hat, sollten Sie sich auf keinen Fall entgehen lassen. Es gibt nämlich nur eine Sache, die schöner ist, als im heißen, sprudelnden Wasser zu sitzen: es sich dort zu zweit gut gehen zu lassen.

Sorgen Sie dafür, dass Sie den Whirlpool ganz für sich haben. Denn auch wenn es spannend ist, dass die anderen auch aus nächster Nähe kaum erkennen können, was unter Wasser vorgeht, ist es doch schöner, wenn Sie Ihrer Lust freien Lauf lassen können. Ein Kick dabei ist, sich (oder seinen Partner) so im Whirlpool zu positionieren, dass auch die Sprudeldüsen erogene Zonen stimulieren. Ein anderer, dass Sie auch selbst nur vage sehen können, was Ihr Partner unter Wasser vorhat, sodass er Sie immer wieder überraschen kann. Und weil Sie im Schwimmbad praktisch nie alleine im Whirlpool sitzen werden und die Modelle fürs heimische Badezimmer oft ein wenig klein sind, kann ich Ihnen nur raten, wenigstens ein Mal ein Hotelzimmer mit einem tiefen, großen Luxus-Whirlpool zu mieten.

Im
WHIRLPOOL

BITTE BEACHTEN:

Es ist zu verlockend, hier viel zu lange im Wasser zu bleiben.
Sorgen Sie für gedämpftes Licht, damit die Schrumpelhaut
danach nicht so auffällt.

EROTIK-FAKTOR:

Sprudelndes Wasser auf der Haut fühlt sich supersexy an,
wenn es mit aufregenden Streicheleinheiten kombiniert wird.

NOTIZEN:

_____

_____

_____

_____

_____

Wohlige Wärme, ein Gefühl der Schwerelosigkeit und vor allem das Nachschau-
keln bei allen Bewegungen machen Sex auf dem Wasserbett zu einer interessanten
Abwechslung. Selbst wer sich sonst nicht mit Wasserbetten anfreunden kann, sollte
wenigstens ein Mal mit seinem Partner oder seiner Partnerin eines teilen, weil es
bewährten Stellungen neue Qualitäten verleiht: Dadurch, dass der Untergrund so weich
ist, müssen Sie Ihre Bewegungen neu koordinieren, und auch das Nachschwingen
macht es schwer, in den alltäglichen Rhythmus zu verfallen.

Wichtig ist dafür natürlich, dass das Wasserbett nicht zu stark beruhigt ist, denn genau
der Seegang macht ja einen großen Teil seines Reizes aus. Je schwankender das Bett
ist, desto größer ist allerdings auch die Herausforderung, beim Sex nicht immer ausei-
nanderzurutschen. Beim ersten Mal finden vor allem Männer das anstrengender als im
normalen Bett – aber der Spaß dabei ist das auf jeden Fall wert, und notfalls können Sie
ja immer noch auf den harten Fußboden ausweichen.

Auf dem

WASSERBETT

BITTE BEACHTEN:

Je mehr Gewicht auf einen Punkt drückt, desto tiefer sinkt er ein – nicht wundern, wenn Sie im Sitzen oder Knien auf einmal abzutauchen scheinen.

EROTIK-FAKTOR:

Wasserbetten sind wunderbar zum Kuscheln, nachdem Sie sich vorher zum Orgasmus haben schwingen lassen.

NOTIZEN:

_____

_____

_____

_____

_____

Es ist Ferienzeit, und Sie stehen mal wieder seit Stunden im Stau? Wenn Sie zu zweit im Auto sind, sollten Sie diese lästige Zeitverschwendung mit einem erotischen Intermezzo verschönern – wenigstens für den Beifahrer. Damit auch der Fahrer in den Genuss einer kleinen Ablenkung kommen kann, müssen die Haltephasen lange genug sein. Schließlich wäre es eher peinlich zu erklären, weshalb Sie im Moment der Ekstase Bremse und Gaspedal verwechselt haben und Ihrem Vordermann gegen die Stoßstange geknallt sind. Für größere Abenteuer wie Oralverkehr ist daher schon eine Totalsperrung nötig, damit der Fahrer lange genug den Fuß von allen Pedalen nehmen kann.

Wenn Sie bisher kein Freund von verspiegelten Autoscheiben waren, werden Sie sich das wahrscheinlich noch mal überlegen. Oder wenigstens Sonnenschutz-Schirme mit Saugnäpfen kaufen. Besondere Vorsicht gilt, wenn Sie neben einem Lkw zum Stehen kommen. Nicht nur, dass er durch seine erhöhte Position absoluten Einblick in Ihr Auto hat, sondern er kann es über Funk auch noch aller Welt erzählen.

Im
STAU

BITTE BEACHTEN:

Sobald der Wagen wieder rollt, sind alle sexuellen Handlungen
sofort einzustellen. Sie werden noch nie so enttäuscht über
das Stauende gewesen sein.

EROTIK-FAKTOR:

Verbotene Dinge machen immer besonders an. Vor allem,
wenn Sie sich damit so schön die Zeit vertreiben können.

NOTIZEN:

_____

_____

_____

_____

_____

Ob Wäschekammer oder Materialraum: Vorratslager sind ein guter Tipp, wenn Sie mal schnell zu zweit von der Bildfläche verschwinden wollen. Kaum beachtet und nur selten betreten sind sie die Rettung für alle, die mehr Lust als Zeit haben und es nicht mehr ins Hotelzimmer oder bis nach Hause schaffen. Dass Sie trotzdem niemals sicher sein können, dass kein Zimmermädchen ein zusätzliches Laken benötigt oder das Papierfach im Kopierer leer ist, macht die Sache nur umso spannender. Verzichten Sie deshalb auch darauf, die Tür zu verbarrikadieren, sondern verstecken Sie sich lieber in einer dunklen Ecke, in der Sie vielleicht gar nicht bemerkt werden, wenn jemand hereinkommt – Sie müssen nur leise genug dafür sein.

Auch wenn es verlockend ist: Lassen Sie die weichen Handtücher in den Regalen und beschränken Sie sich auf Sex im Stehen, an die Wand gelehnt oder festgeklammert an die Regale. Der Sex soll hier nicht romantisch sein, sondern schnell und heftig – häuslich niederlassen können Sie sich auch woanders.

In der
WÄSCHE-
KAMMER

BITTE BEACHTEN:

Was Promis können, können Sie schon lange – aber hüten
Sie sich vor Samenraub!

EROTIK-FAKTOR:

Heimlich verschwinden, während alle mit etwas anderem
beschäftigt sind, und unheimlich befriedigt wieder auftauchen.

NOTIZEN:

_____

_____

_____

_____

_____

Zwischen Bierzelt und Achterbahn ist eigentlich viel zu viel los, um sich gegenseitig an die Wäsche zu gehen – aber manchmal macht es gerade das Gedränge erst möglich, unbemerkt eine Hand an die richtige Stelle gleiten zu lassen und sich heimlich zu zeigen, was jetzt viel interessanter wäre als die nächste Maß Bier. Wer sich stilecht in Dirndl und Lederhosen kleidet, muss sich dabei nicht einmal mit hakenden Reißverschlüssen herumplagen. Das gilt auch in Fahrgeschäften und unter dem Biertisch, vor allem, wenn es dunkel wird und der allgemeine Alkoholpegel mögliche Beobachter weniger aufmerksam werden lässt.

Bevor Sie aber ganz unter die Bierbänke abtauchen, sollten Sie lieber einen Ausflug ins Labyrinth oder die Geisterbahn machen und eine dunkle, ungestörte Ecke suchen – dort erregen Sie auch weniger Aufmerksamkeit, als wenn Sie auf den Wiesen rund um die Wiesn ein Schäferstündchen einlegen wollten. Die sind nämlich meist schon von einsamen Betrunkenen besetzt, die ihren Rausch ausschlafen.

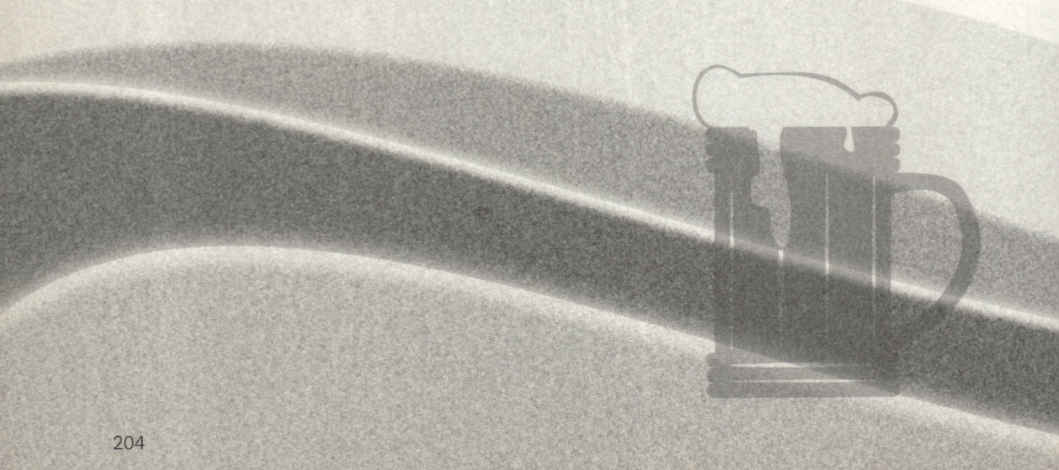

Auf dem

OKTOBERFEST

BITTE BEACHTEN:

Bleiben Sie nüchtern genug, um notfalls noch der Wiesn-Wache erklären zu können, dass Sie einfach zu heiß für den weiten Heimweg waren.

EROTIK-FAKTOR:

In Wahrheit ist das Flirten auf dem Oktoberfest viel wichtiger als das Bier – da können Sie auch gleich Nägel mit Köpfen machen.

NOTIZEN:

_____

_____

_____

_____

_____

Oder besser noch der Schwiegereltern – Sie können ja vorher auslosen, für wen von Ihnen es ein Heimspiel wird. Nach den ersten Jahren in der eigenen (oder gemeinsamen) Wohnung kann es ganz schön aufregend sein, sich wieder wie ein Teenager heimlich mit dem Geliebten ins Schlafzimmer zu schleichen. Den Risikofaktor dabei können Sie selbst bestimmen: Auf der sicheren Seite sind Sie, wenn die Eltern im Urlaub sind und Sie eigentlich nur das Haus hüten sollen – aber wer sagt, dass Sie dabei nicht auch Ihren Spaß haben dürften? Sex fern des eigenen Schlafzimmers ist schließlich immer eine schöne Abwechslung.

Deutlich spannender ist die Sache, wenn Sie zum Sonntagsessen ins Haus der Eltern eingeladen sind. Dann brauchen Sie nicht nur einen guten Vorwand, um gemeinsam ins Bad, in ein Schlafzimmer oder ins Gartenhäuschen zu verschwinden, sondern Sie sollten sich auch schon vorher in Stimmung für einen heißen Quickie gebracht haben – nicht dass noch jemand ungeduldig wird und auf der Suche nach Ihnen ins Zimmer platzt.

Im
HAUS DER ELTERN

BITTE BEACHTEN:

Natürlich ist der Sex umso spannender, je mehr das Thema in Ihrer Jugend tabu war – aber Sie werden schon nicht beide völlig aufgeschlossene, liberale Eltern haben.

EROTIK-FAKTOR:

Noch einmal den Reiz des Verbotenen in vollen Zügen genießen – hier lassen sich Jugendträume verwirklichen.

NOTIZEN:

_____

_____

_____

_____

Wenn es draußen unerträglich heiß ist, ist die Tiefgarage der Ort, an dem es garantiert kühl genug für schweißtreibenden Sex ist. Noch dazu ist sie dunkel und verschwiegen genug, um sich ein klein wenig länger als nur für einen Quickie füreinander Zeit zu nehmen – zumindest solange Sie nicht samstagnachmittags in der Tiefgarage des Einkaufszentrums stehen. Viel besser als öffentliche Tiefgaragen sind aber sowieso solche, die nur für Anwohner oder Mitarbeiter gedacht sind, und auch wenn Sie weder das eine noch das andere sind, finden Sie zu Fuß leicht Ihren Weg hinein.

Dann brauchen Sie nur noch eine dunkle Ecke, in der er ihr den Rock hochschieben kann – denn am besten kommt bei dieser Location nun mal der Sex im Stehen. Mit einer Ausnahme allerdings, denn wenn Sie doch Ihr Auto als Liebesnest zur Verfügung haben, spricht auch nichts dagegen, den Sex in seinen Schutz und auf bequeme Polster zu verlegen – bringen Sie den Wagen dann nur nicht zu auffällig zum Schaukeln.

In der

TIEFGARAGE

BITTE BEACHTEN:

Halten Sie Ausschau nach eventuellen Sicherheitskameras, wenn Sie den Parkwächtern nicht ungewollt den Tag versüßen wollen.

EROTIK-FAKTOR:

Beweisen, dass auch düstere Orte sehr sexy sein können.

NOTIZEN:

_____

_____

_____

_____

Ob an Main, Mosel oder in Italien: Wenn Sie Lust auf eine romantische Verführung haben, packen Sie eine Picknickdecke, ein Fläschchen Rotwein und zwei Gläser ein (vielleicht sogar noch ein paar Knabbereien) und machen sich auf den Weg in einen malerischen Weinberg. Günstig ist es, wenn die Rebstöcke nicht allzu klein gehalten sind – schließlich sollen sie Ihnen Schatten und Sichtschutz spenden. Statt zur Siesta können Sie sich allerdings auch abends in den Weinberg schleichen, um den Sonnenuntergang zu bewundern und im Mondschein Ihre Körper zu erkunden.

Suchen Sie sich ein einigermaßen ebenes Plätzchen, an dem Sie zwar die Aussicht genießen können, aber von Gebäuden und Straßen aus möglichst nicht gesehen werden. Eine leuchtend rote Picknickdecke und bunte Kleidung sind für den Anlass zumindest tagsüber aus demselben Grund eher ungeeignet. Gleichzeitig lassen sich Rotwein- und Erdflecken aus dunkler Kleidung auch viel besser entfernen.

Im
WEINBERG

BITTE BEACHTEN:

Wenn Sie von den Trauben naschen wollen, wählen Sie am besten einen Bio-Weinberg – hier müssen Sie sich weniger Gedanken über Pflanzenschutzmittel machen.

EROTIK-FAKTOR:

Trauben, Wein und sinnliche Erotik sind schon seit der Antike eine erregende Kombination.

NOTIZEN:

_____

_____

_____

_____

_____

In der fünften Jahreszeit wird es mit Tugend und Moral im Rheinland traditionell nicht so genau genommen – und sobald die Kussfreiheit ausgerufen ist, müssen Sie sich vielleicht sogar vor ungefragten Mit-Knutschern in Acht nehmen. Gleichzeitig ist es bei all der guten Laune und in fantasievollen Verkleidungen gar nicht so schwer, sich selbst beim Karnevalszug in all dem Gedränge mit den Händen ins Kostüm seines Partners zu verirren. Die größte Schwierigkeit ist, unter all den Jecken selbigen nicht aus den Augen zu verlieren und womöglich mit dem falschen Prinzen anzubandeln.

Leichter als beim Karnevalszug selbst, bei dem Sie jahreszeitlich bedingt oft mit unerotischem Frösteln zu kämpfen haben, ist es, bei einer der vielen Karnevalsgesellschaften zur Sache zu kommen. Während der ganze Saal schunkelt und lacht, können Sie im Nebenzimmer den eigentlichen Höhepunkt des Abends feiern. Noch leichter wird dies dadurch, dass Sie im warmen Festsaal unbesorgt hübsch freizügige Kostüme tragen können – wollten Sie nicht schon immer mal als Scheherazade und Casanova eine heiße Affäre haben?

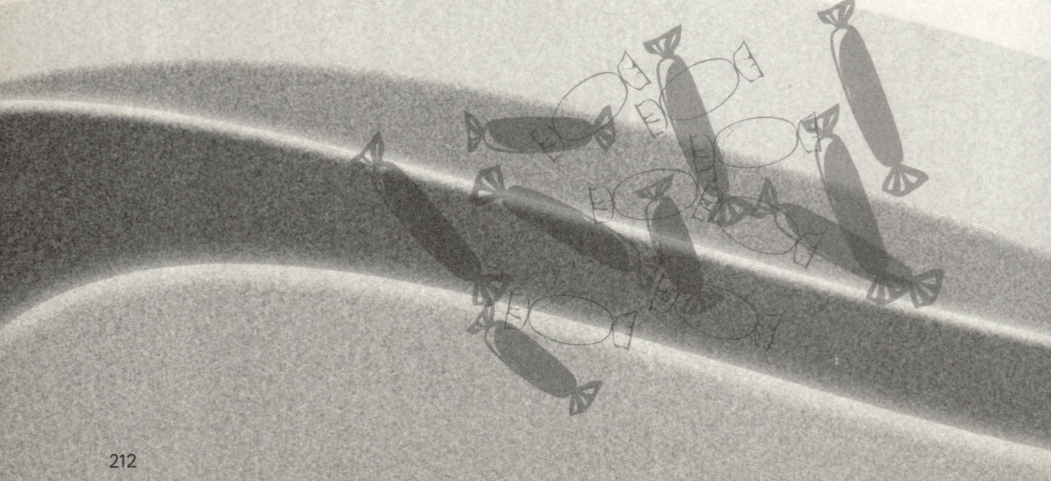

Beim

KARNEVAL
IN KÖLN

BITTE BEACHTEN:

Mainz, Düsseldorf oder Aachen eignen sich für diesen Zweck genauso gut – Hauptsache, Sie fahren ins Rheinland.

EROTIK-FAKTOR:

Sich von der ausgelassenen Stimmung anstecken lassen und den Karneval mit wildem Sex feiern.

NOTIZEN:

_____

_____

_____

_____

_____

An Bushaltestellen und Bummelzug-Bahnhöfen gibt es eine ganz hervorragende Möglichkeit, um sich die Zeit bis zur Abfahrt ein wenig zu verkürzen: Im Wartehäuschen sind Sie beim Sex vor Wind und Wetter und normalerweise auch vor neugierigen Blicken geschützt – zumindest, solange es kein modernes Modell mit Glaswänden ist. Verbinden Sie Ihren nächsten Ausflug aufs Land also ruhig einmal mit dem Abenteuerlichen und planen Sie eine Fahrt mit den öffentlichen Verkehrsmitteln ein, oder halten Sie wenigstens die Augen offen, ob Sie nicht mit dem Auto an einem geeigneten Objekt vorbeikommen.

Da Wartehäuschen normalerweise nur auf drei Seiten durch Wände geschützt sind, bleibt beim Sex die spannende Frage, ob und wann plötzlich jemand um die Ecke biegen könnte. Neben starken Nerven sind daher gute Ohren hilfreich – und ein Blick in den Fahrplan, um rechtzeitig fertig zu sein, sodass Sie nicht allen gelangweilten Fahrgästen ein unerwartetes Schauspiel bieten.

Im

WARTE-
HÄUSCHEN

BITTE BEACHTEN:

Wenn der Busfahrer Sie bei Ihrem Tun erwischt, müssen Sie
damit rechnen, dass er Sie einfach an der Haltestelle stehen
lässt – gute Schuhe mitnehmen!

EROTIK-FAKTOR:

Das Spiel mit dem Feuer, denn an öffentlichen Orten ist der
Sex nun mal immer ein Risiko.

NOTIZEN:

_____

_____

_____

_____

Der kilometerlange Sandstrand Copacabana ist einer der berühmtesten Strände der Welt – und einer der verführerischsten. Hier ist der Sex-Appeal von Rio de Janeiro eindeutig am höchsten, wenn Sie mit einer Piña Colada in der Hand umgeben von feinem Sandstrand die Aussicht auf das Meer, den Zuckerhut und die schönen Körper ringsum genießen. Das angrenzende, gleichnamige Stadtviertel ist zugleich ein beliebtes Vergnügungsviertel, in dem Sie sich zu den Klängen von heißem Samba und Bossa Nova in die richtige Stimmung für eine tropische Liebesnacht bringen können – am besten in einem Hotelzimmer mit Blick auf das Lichtermeer der Stadt, das sich am Strand entlangzieht.

Wenn Sie schon in Rio sind, sollten Sie außerdem eine Fahrt mit der Gondel auf den Zuckerhut machen. Die Gondel selbst ist für erotische Abenteuer zwar normalerweise zu voll, aber auf dem Gipfel finden Sie vielleicht eine stille Ecke, in der Sie mit einem atemberaubenden Blick über die Stadt Ihrer Lust Ausdruck verleihen können.

An der
COPACABANA

BITTE BEACHTEN:

Für Sex am Strand selbst ist die Copacabana einfach zu belebt, und nachts nicht sicher genug.

EROTIK-FAKTOR:

Samba, tropische Nächte und überbordende Lebenslust – eine perfekte Atmosphäre für heißen Sex.

NOTIZEN:

_____

_____

_____

_____

Das Schlimmste an jeder Flugreise ist die verlorene Zeit, die Sie vor dem Abflug oder beim Umsteigen mit Warten verbringen. Diese Zeit lässt sich jedoch auch auf sehr angenehme Weise verbringen, wenn Sie genügend Mut und Glück haben, um unbemerkt auf einer Toilette – oder in größeren Flughäfen sogar einer Dusche – zu verschwinden. Falls Sie ertappt werden, solange Sie noch einigermaßen angezogen sind, können Sie immer noch versuchen, sich damit herauszureden, dass Ihrem Partner oder Ihrer Partnerin plötzlich schlecht wurde und Sie ihn oder sie nicht alleine lassen wollten.

Da Sie sich in Ihrem Versteck besser nicht allzu viel Zeit lassen sollten, ist es nützlich, sich schon vorher heimlich mit Streicheleinheiten in Stimmung zu bringen – am besten versteckt unter einer über den Schoß gelegten Jacke oder Ihrem Handgepäck. Noch interessanter ist es, sich ganz ohne Berührungen nur durch Worte anzuheizen. Das dauert zwar vielleicht etwas länger, aber bei den üblichen Check-in-Zeiten haben Sie dafür ganz bestimmt genügend Zeit.

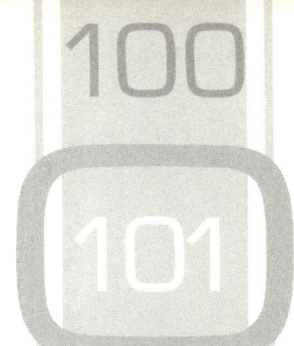

Am
FLUGHAFEN

BITTE BEACHTEN:

Wenn Sie wirklich nicht beobachtet werden wollen, sind Toiletten und Duschen vermutlich die einzigen Orte, an denen Sie auch vor neugierigen Sicherheitskameras verborgen sind.

EROTIK-FAKTOR:

Trotz allgegenwärtiger Überwachung intime Freuden erleben, und das mit spannendem Nervenkitzel.

NOTIZEN:

_____

_____

_____

_____

_____

NACHWORT

Die vorangegangenen 101 Plätze haben Sie hoffentlich zum Träumen gebracht – und vielleicht haben Sie den einen oder anderen davon ja auch schon ausprobiert. Falls auch so manche Location aufgeführt ist, die Ihnen auf Anhieb nicht ganz so stark zusagt oder außerhalb Ihrer Reichweite liegt, ist das dennoch kein Grund, unglücklich zu sterben: Nehmen Sie es stattdessen als zusätzlichen Ansporn, Ihre persönlichen Lieblingsplätze und -gelegenheiten zu finden – und wer weiß, vielleicht erweitern Sie die Liste ja sogar um weitere 10, 20 oder gar 101 Einträge (wobei ich dann wirklich neugierig darauf wäre, einen Blick darauf zu werfen).

Die Hauptsache bei den 101 Plätzen, an denen Sie Sex haben sollten, haben Sie darüber aber hoffentlich nicht vergessen: Dass es nämlich nicht darum geht, möglichst viele Plätze einfach abzuhaken, sondern den Sex immer wieder neu, in einer ungewohnten Umgebung und in abwechslungsreichen Variationen zu erleben. Das Ziel dieses Buches ist es, die Routine im Bett aufzubrechen und Sie dazu anzuregen, sich immer wieder neu auf das Erlebnis erotischer Empfindungen einzulassen. Daher kann es sich durchaus lohnen, über Ihren Schatten zu springen und auch diejenigen Locations wenigstens ein Mal im Leben auszuprobieren, die Sie beim ersten Lesen vielleicht weniger angemacht haben – denn das Glück ist mit den Mutigen beziehungsweise in diesem Fall die sexuelle Erfüllung mit denen, die immer offen für neue Entdeckungen bleiben. Spielen Sie mit den Vorschlägen in diesem Buch, und lassen Sie sich davon überraschen, was Sie dabei an erregenden Empfindungen erleben werden.

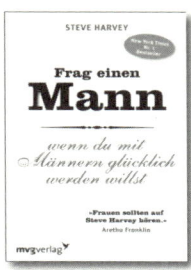

Preis: 19,90 €
ISBN 978-3-86882-023-2

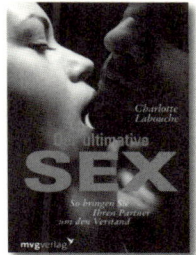

Preis: 14,90 €
ISBN 978-3-86882-007-2

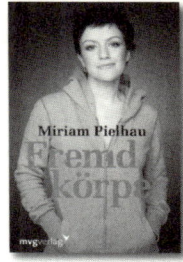

Preis: 17,90 €
ISBN 978-3-86882-027-0

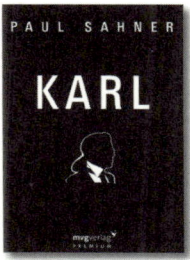

Preis: 24,90 €
ISBN 978-3-86882-015-7

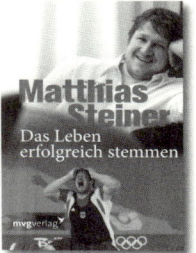

Preis: 19,90 €
ISBN 978-3-86882-132-1

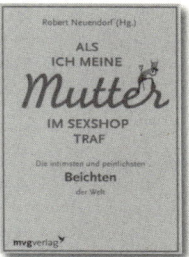

Preis: 12,90 €
ISBN 978-3-86882-016-4

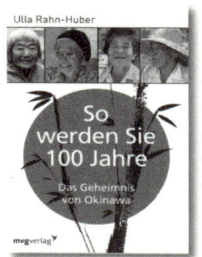

Preis: 19,90 €
ISBN 978-3-86882-010-2

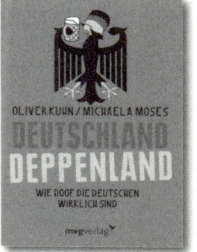

Preis: 16,90 €
ISBN 978-3-86882-024-9

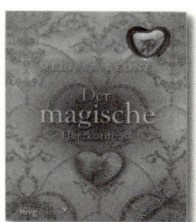

Preis: 19,90 €
ISBN 978-3-86882-004-1

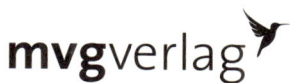